《父母必读》杂志
养育系列图书

一个儿保专家的育儿记

与外孙共度婴幼时光

刘纪平 著

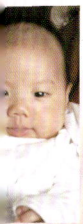
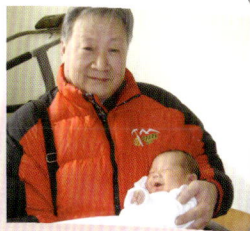
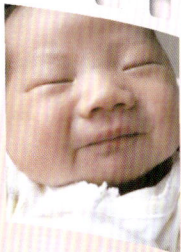
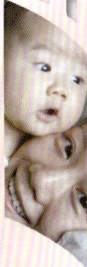
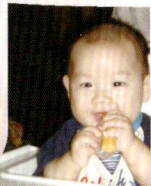
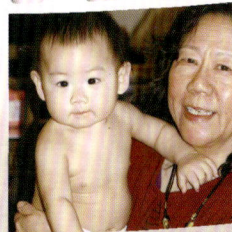
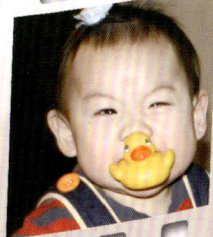
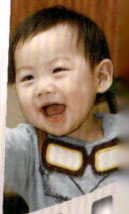

北京出版社

目录 contents

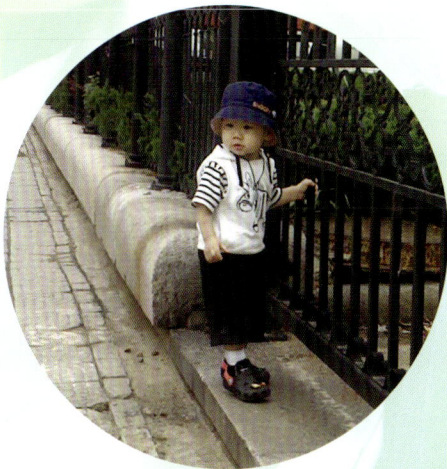

Part 5 培养饮食好习惯的9个关键词

Part 6 宝宝健康家庭测评

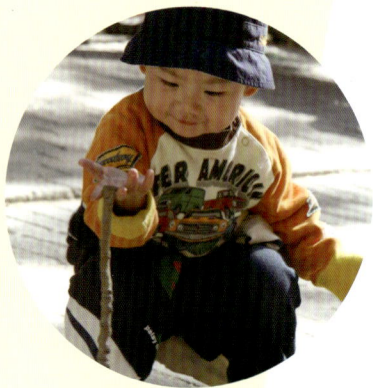

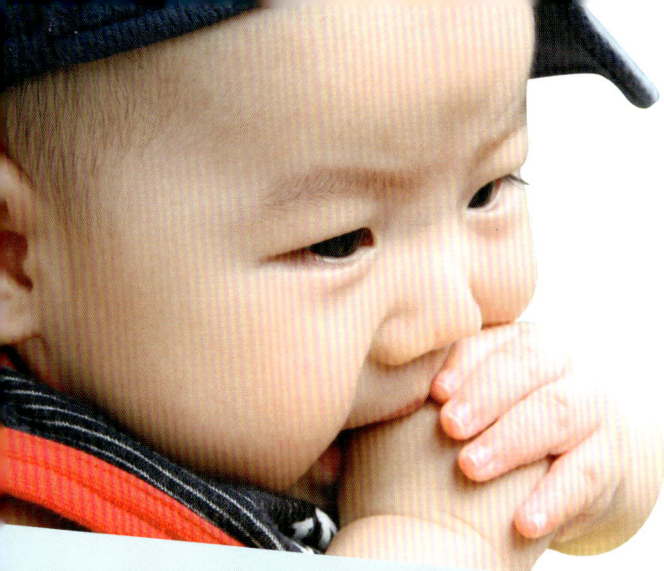

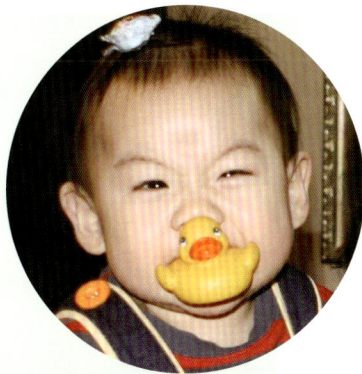

2007年春节，大年初一，我的外孙出生了。作为儿童保健专家，从那时起我又增添了一个新的角色——孩子的外婆。现在孩子已经1岁多了，看着他健康、快乐地一天天长大，我的心里充满了成就感。

要科学地养育一个健康的宝宝绝不是一件轻而易举的事情，既需要家人付出全部的爱，更需要有科学的育儿知识作支持。

和外孙共度婴幼儿时光，让我有机会认真地观察365天孩子的生理需求和生长发育的变化；切切实实地实践一遍如何将现代育儿理论运用到生活之中；如何保持平和的心态尊重孩子的权利、母亲的权利。这一切说说容易做起来难，比如，在我的精心养育下，外孙的体重生长曲线一直沿着第50百分位曲线增长。我认为孩子不胖不瘦，按每个月生长速率的增长值生长，长得非常好，但是我所居住的小区，大多数家长却仍以孩子胖为荣，甚至有的5个月体重就达10公斤以上，使得孩子大动作发展明显落后，8个月不会爬，1岁3个月仍不会走。由于我了解婴儿期肥胖会造成孩子成人后慢性病发生概率增高，所以参考中国营养学会2000年出版发布的中国居民膳食营养参考摄入量、推荐摄入量及适宜摄入量简表，坚持只给外孙能满足他生长发育的量，决不采取填鸭式的喂养方式。

对于铺天盖地的补钙、补锌、补铁、补维生素等等来自厂家、医院、媒体的信息，我不盲目相信，而是用营养计算和观察孩子的相关症状、体征等方法，综合判断是否需要补充。首先，我坚信0～6个月母乳可以提供孩子的全部营养需要，在纯母乳喂养阶段不必补充任何微量元素；混合喂养阶段，认真确认配方奶粉的标签，核对孩子每天的实际摄入量，只要够供给量标准就不额外补充。

对于孩子早期综合发展的问题，我和所有的家长一样希望孩子聪明、健康。但是我不喜欢诸如"不要让孩子输在起跑线上"之类的口号式的宣传。对于1岁以前孩子的早期教育，我相信最好的方法是日常多与孩子交流，多给孩子良好的感知刺激，通过你的眼睛、双手、声音和身体等等将你的爱充分地传递给孩子。所以我强调喂奶时眼睛要看着孩子，要和他有眼神的交流。抱孩子时要多抚摸他，抚触并不仅仅在限定的时间和场合才做。由于女儿、女婿和我在这个问题上有共识，能够全身心地爱孩子并多与他玩耍、交流，我的外孙6个月就会手膝爬，10个月他会电话里叫妈妈，1岁时学会了独走。

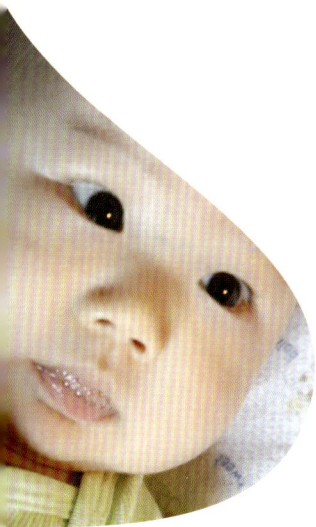

有人会说你是儿童保健专家，养育一个健康宝宝理所当然。我要说，理论知识确实重要，但是肯于身体力行才更难能可贵。为了详细观察和获得第一手资料，我们对外孙每天的吃、喝、拉、撒、睡作了记录，每月监测外孙的生长发育情况，并为他建立了良好的生活规律。外孙出生一年多来，我的体重掉了5公斤，谁说带孩子不累啊。但是没有付出又何来天伦之乐呢？

　　这本书是我作为外婆养育外孙小小特一年多的记录和体会，我很高兴能有机会在这里与大家分享，但希望大家千万别把它当做教科书。个体化保健的精髓在于对儿童生理发展的了解和孩子现状的测评，如果读了这本书，能激发您对于现代科学育儿的思考，我将无比欣慰。

　　完成书稿之后，我心中还有许多话没有说完，好在父母必读杂志社将为我建博客，届时还有机会和大家交流。

　　书中许多育儿观点源于我多年来与联合国儿童基金会、卫生部妇幼司儿童处、中国疾病预防控制中心（CDC）妇幼保健中心儿童处等单位的多个项目的合作，从中我学到的不仅仅是育儿理念，还有许多具体可操作的方法。在此回想起我作为儿保医生的成长经历，对指导和帮助过我的老师和朋友们心中充满了感激之情。

　　这本书采用了图文并茂的形式，不但融入了我的心血，同时也融入了很多人的努力和奉献。特别要感谢我的朋友钱青女士，是她发现我写书的想法并积极支持我完成这本书的写作。还要感谢《父母必读》杂志的大力支持和高效运作，尤其是责任编辑李奕女士，是她的付出才使得这本书变得更具有可读性。

　　希望广大家长和我一样养育一个健康并充满活力的宝宝。

　　祝您成功!

原北京儿童医院儿童保健中心主任医师
小小特的外婆　刘纪平

2008.12.6

我的外孙小小特

我的外孙小名叫小小特。以前我的女儿把我家养的一只德国博美犬穆特尔视为女儿，穆特尔常被简称为特特。外孙出生了，他排行在特特之后，于是有了小小特这样一个特别的小名。

小小特长得很结实，因为我非常注意他的营养平衡和健康护理，所以他的生长发育曲线与第50百分位曲线基本重合。他动作发育得也很好，这和我们大家的努力分不开。他5个月会匍匐爬行、自主翻身和扶物站立；6个月会手膝爬；8个月会翻书；9个月会积木对敲、拇食指抓握、开瓶盖、拉物站起、自己坐下和瞬息站立；10个月会扶家具走；12个月会独站、独走20步以上、转身、玩遥控车和拿笔自发乱画等等。

他兴趣广泛，爱玩游戏、听音乐、听故事、看卡片、拿笔涂鸦和由家人抱着跳舞等等，生活丰富多彩而又有规律。见过小小特的人都说他聪明伶俐。

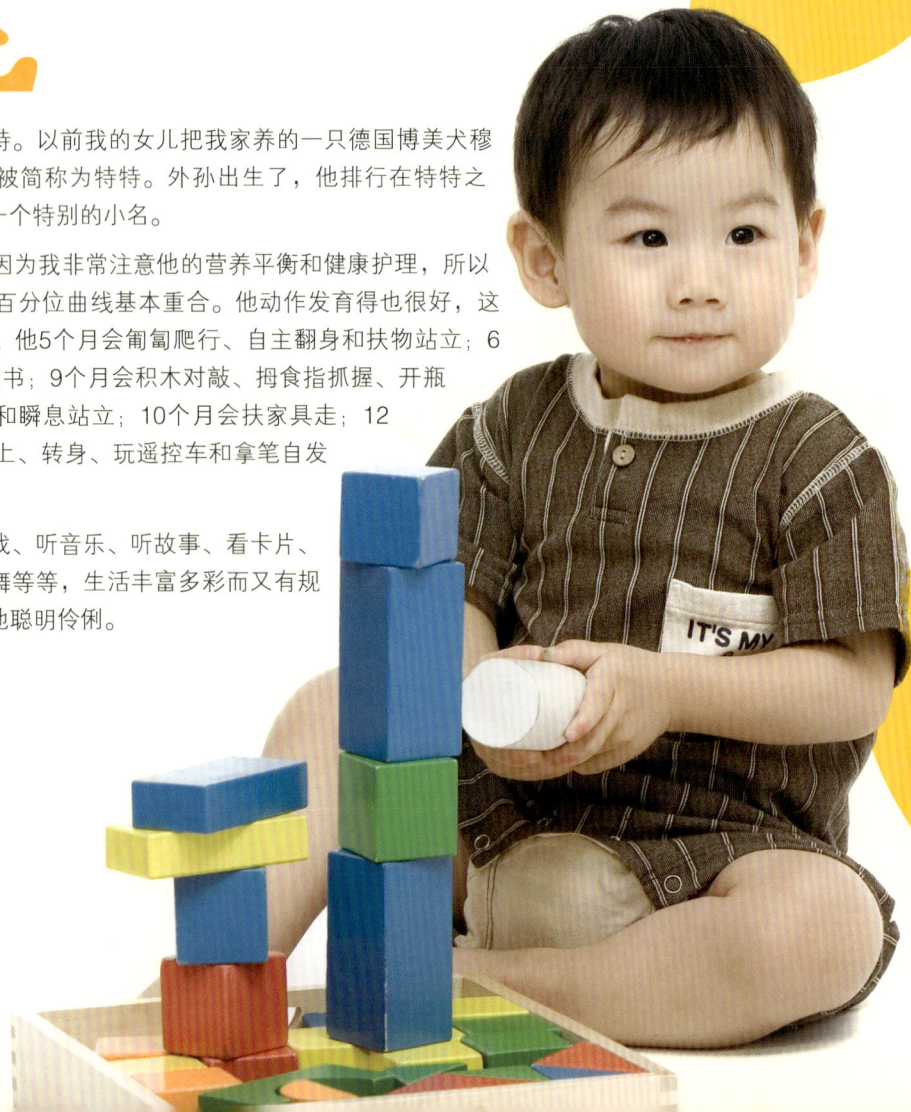

专家外婆眼中的
儿童保健N个关键问题

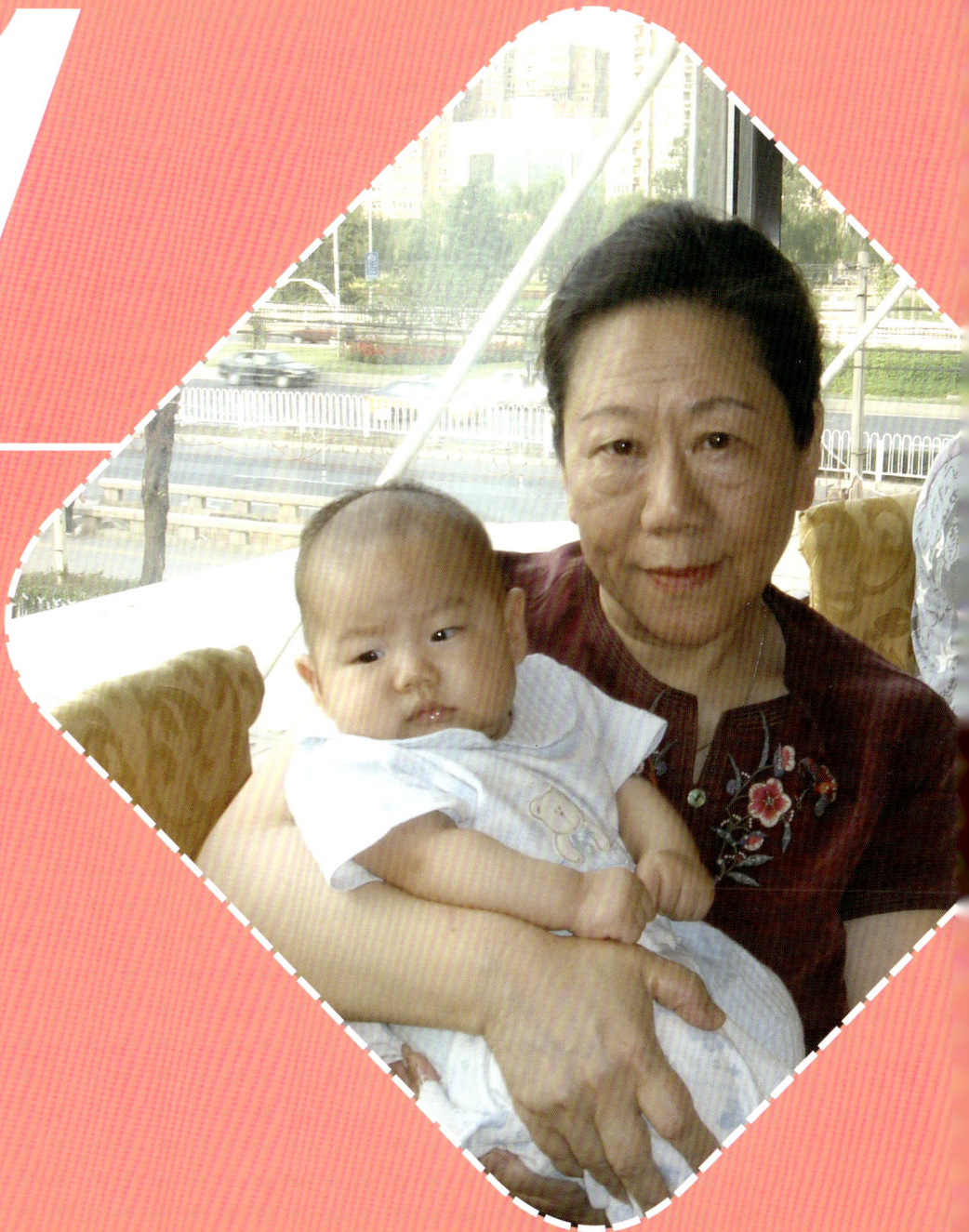

我是原北京第二医学院（现首都医科大学）儿科医疗系1968年毕业生，毕业后做了16年儿科临床医生之后，又做了21年儿童保健医生。2005年我从北京儿童医院儿童保健中心主任医师的岗位上退休了。

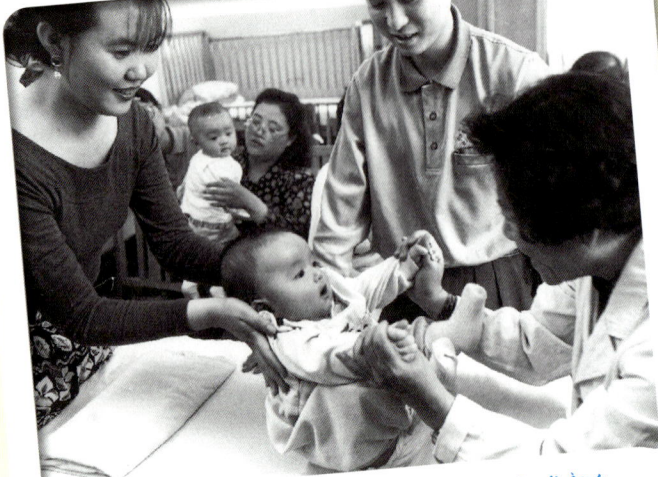

健康教育是我儿童保健工作的重要组成部分

一辈子都在为他人孩子的健康努力工作的我，面对结婚8年没有要孩子的女儿许下心愿："只要你35岁前生下孩子，我就帮你带。"这样说基于两方面的原因，其一是希望女儿早点下决心要孩子，避免年龄过大再要孩子时可能遇到的多基因遗传病的风险，其二是我的儿子、女儿小时候并没有享受到良好的儿童保健。因为我当时在贵州毕节县清水区医院工作，56天产假后就上班了，之后只能将孩子送到老乡家去日托。对此，我总感到歉疚，希望能够在他们的下一代身上进行补偿。另一方面，通过亲身实践将现代儿童保健理论和观念运用到家庭日常生活中去，用严密的纵向的个案观察数据来验证我自己对儿童保健的理解，可以说是我心中的夙愿。这样做并不仅仅是为了我的外孙，最终获益的将是更多的孩子。

多年来儿童保健学在我的心中是一门兼具预防医学与临床医学特色的医学科学，它以保护和促进儿童健康为目标，研究儿童生长发育和健康的规律及影响因素，依据促进健康、预防为主、防治结合的原则，对儿童群体或个体采取有效的干预措施，提高儿童的生命质量，减少发病和降低死亡率。在我的眼中，儿童保健关系到每个孩子的健康，每个家庭的幸福，更关系到中华民族的人口素质和未来。为此，我愿以毕生的努力不断学习和实践，全力投入儿童保健的健康教育工作，致力于让更多的家长掌握科学育儿的知识和技能。

儿保医生日常工作可以简单归纳为按照儿童保健常规检查并判断孩子生长发育是否正常，并据此给予干预或指导。可是在很多人眼中，家长带孩子定期去医院做保健，仅仅是为了打预防针，看到的也只是医生给孩子测量体重并告诉你是否正常。难道儿童保健就如此简单？其实不然，一个好的儿童保健医生在做测量和评价时，首先应该对孩子每一阶段的生长发育状况了如指掌，对于孩子的生理需求心中有数，对于疾病和健康判断准确，然后能从身高、体重、智力、吃、喝、拉、撒、睡、玩、环境、安全等方方面面给予你具体的指导。

注：照片选自《人民日报》海外版1995年5月25日头版头条王泽金小朋友一家正在参加首届婴儿健康指导班活动
　　摄影：李太行

Baby Care 一个儿保专家的育儿笔记

1 宝宝的生理需要是决定一切的准绳

在我养育外孙一年多的日日夜夜，我体会最深的就是什么叫个体化保健。个体化保健的精髓在于你能根据每个孩子的不同情况，依据你的保健知识采取有针对性的养育措施。在我养育外孙的过程中，有许多不同于常规的做法。比如，按儿童保健常规，生后15天起就要补充维生素D和钙剂，但我认为女儿孕期补充充分，又是纯母乳喂养，因此孩子不必额外补充。额外补钙有可能破坏宝宝体内的钙磷比例，反而会影响钙的吸收，同时过甜的糖水般的钙剂会影响宝宝吃奶和母乳的分泌量。于是我就没有按常规补钙，而选择了用严密的观察和营养计算来保证孩子不缺钙。这样做需要认真心细，我的原则是以宝宝的生理需要决定对他的保健行为。

吃——宝宝的吃很有讲究

母乳是婴儿最好的食物，能提供宝宝6个月前全部的营养需求并减少疾病发生的可能性。为了实现母乳喂养，首先要充分做好孕前及孕期准备。我家采用口服善存、钙尔奇D和调整饮食、少量多餐、坚持每日散步等综合方法让女儿避免贫血、缺钙、血糖偏高等异常情况，为宝宝能实现充分的母乳喂养打下了良好基础。

早开奶、早接触、早吸吮的"三早"原则决不能忽略。宝宝出生后，尽管我女儿是剖宫产，生产过程中出血多，回病房后寒战约1个多小时，我们仍然在条件允许的第一时间鼓励她开始了母乳喂养（大约生后10小时）。之后每3小时一次的喂养都采取先喂母乳后喂配方奶的方式，经过6天的努力，第7天最终实现了纯母乳喂养。具体做法见下表。到了第9天小小特的体重长到3.65千克。

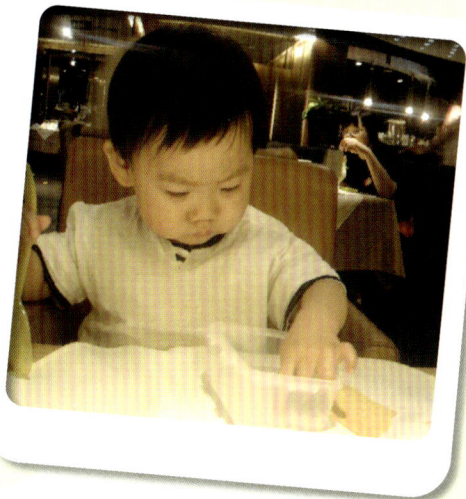

生后天数（天）	小小特的体重（千克）	每天哺喂配方奶的次数 / 每天总奶量（毫升）	哺喂母乳的次数
1	3.4	8 / 214	5
2	3.3	8 / 184	10
3	3.2	3 / 90	11
4	3.35	3 / 80	12
5		2 / 60	9
6		1 / 40	9
7		0	9

女儿不到3个半月就上班了，此时如何坚持母乳喂养呢？这也是城市白领妈妈们常常遇到的难题。她在上班间隙吸出母乳，妥善保存，回家后放入冰箱冷藏室，第二天用温水泡热后再喂给孩子吃，这样的努力能尽可能地延长了母乳喂养时间。小小特坚持喂到9个月，母乳完全没有了才断母乳。

一般新妈妈上班后就很难实现纯母乳喂养，就要加配方奶粉进行混合喂养，这其中继续努力保持母乳分泌量，需要一定的努力和技巧，这些都在Part3有细致介绍。

另外，辅食添加也是宝宝喂养的一个重要环节，米粉、菜水、果水、果泥、菜泥、蛋黄、肝泥等辅食什么时候加、按什么顺序加，加多少，里面有不少学问，在Part4将有具体介绍。添加辅食关键是要循序渐进地紧跟着孩子生理发育能力的发展走。如果添加不当会影响孩子的健康和饮食习惯的培养。新手妈妈在这一阶段适当地选择值得信赖的知名品牌厂家生产的米粉和宝宝专用辅食也能缓解一些忙乱和劳累。

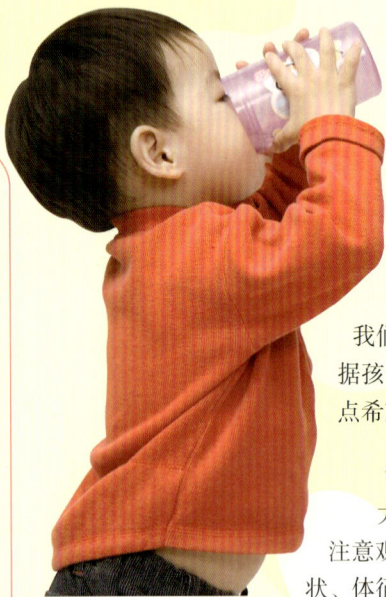

喝——水是宝宝身体需要量最大的营养素

水是人体需要量最大、最重要的营养素。可以说，一切生理功能都离不开水的参与。纯母乳喂养和规范的婴儿配方奶喂养的孩子理论上不用额外喂水。1岁以下婴儿所需水量可以较准确地计算出来。以体重5千克的宝宝为例，首先要计算出宝宝一天的热量需求。每千克体重每日需95千卡热量，宝宝每天的热量需求为475千卡。每千卡需1.5毫升水，由此可算出宝宝每天需712.5毫升水。若是以每日可吃到800毫升母乳计算，每100毫升母乳中含水88毫升，也就是喝800毫升母乳可获得704毫升水，加上食物代谢产生的内生水86毫升，通过纯母乳喂养可以获得790毫升水，足以满足婴儿对水的全部需求。所以我们很容易得出纯母乳喂养不需要额外喂水的结论。但是天热、运动、外出等情况下，还要根据孩子的口渴情况和尿量判断需求，可以适量补充水分。而且白开水是宝宝最好的饮料，这一点希望新手父母牢记。

拉、撒——便便是宝宝健康的晴雨表

大小便，是孩子健康状态的晴雨表。观察的重点是颜色、性状和次数。最好的办法是平时注意观察孩子正常时的大小便，一旦性状和次数发生了变化，就要提高警惕。当然孩子的其他症状、体征也是消化系统疾病的不可忽略的因素，比如发热、食欲差、肚子痛等等。

现代家庭多采用纸尿裤，大小便观察起来会有一定的困难，你不妨适时地选择给孩子把把尿。母乳喂养阶段，小小特2～3个月时每天大便3～5次，小便5～7次（因为使用纸尿裤，这个次数不准确），每次小便我都注意他尿量多少和尿的颜色。小小特小便一直是清澈透明的，把尿时可以射出很远，尿量也很多，我由此可以判断他健康状态正常。

混合喂养阶段，小小特5～6个月时每天大便2次左右，小便7～9次（同样因为使用纸尿裤，这个次数不准确）。母乳喂养阶段小小特的大便是呈黄色糊状便或软便；混合喂养阶段是呈绿色的软便，呈绿色与他吃部分水解的配方奶粉有关，属于正常现象。

学会观察孩子的大、小便非常重要。我家先选择纯母乳喂养，在混合喂养阶段添加了超级能恩适度水解配方奶粉，宝宝从出生到现在从未出现过便秘现象。有的孩子不断出现腹泻、便秘、消化不良、积食及脾胃不和等等消化系统的问题，我认为可能是食物的选择、喂养方法等环节的原因造成的。

睡——睡好更聪明

尽管每个孩子在睡眠问题上的表现不尽相同，但是睡眠对于孩子极其重要。睡眠与孩子脑发育和体格生长的关系不仅得到医务人员的重视，也越来越得到家长的关注。有时睡眠好坏和孩子睡在哪里有关。有些孩子比较敏感，只有在妈妈身边才能睡踏实。他们从妈妈陪睡到自己睡婴儿床，从依恋安慰物再到自己睡需要一个过程。我认为保证孩子的睡眠时间和睡眠质量是最重要的，其他的都可以慢慢调整。

早年的儿童保健的教科书提示说，新生儿睡眠应达到每天20小时以上，可是在实际生活中要达到18小时都很困难。我和女儿费了很多心思，可小小特一天的睡眠时间也只能达到15～17小时。小小特的睡眠基本上是由上午两小觉，下午两小觉，夜间两三大觉组成的。白天每次睡1小时左右，共4小时多一点，夜间除了喂奶换尿布醒两三次以外，大致能睡10个多小时。直至小小特9个月断母乳之后，白天睡眠改为上午两小觉，下午一大觉。大约到1岁2个月左右变为上、下午各睡一大觉，但不管怎么变，白天睡眠一直保持在4小时左右，夜间睡眠时间尽可能达到8～10小时。

断母乳之前小小特一直是自己睡小床，可是断了母乳之后他却要睡在妈妈旁边才能睡踏实。我认为保证睡眠质量应放首位，就任由他和妈妈睡，但白天我尽量让他自己睡。

让孩子睡眠有规律很重要，应做到定时作息，晚上睡前做好睡前准备。如今年轻父母工作繁忙，常常只有晚上能抽出空和孩子玩耍，但要注意不要玩得太晚，睡前也不要玩疯了，否则影响宝宝的睡眠质量。

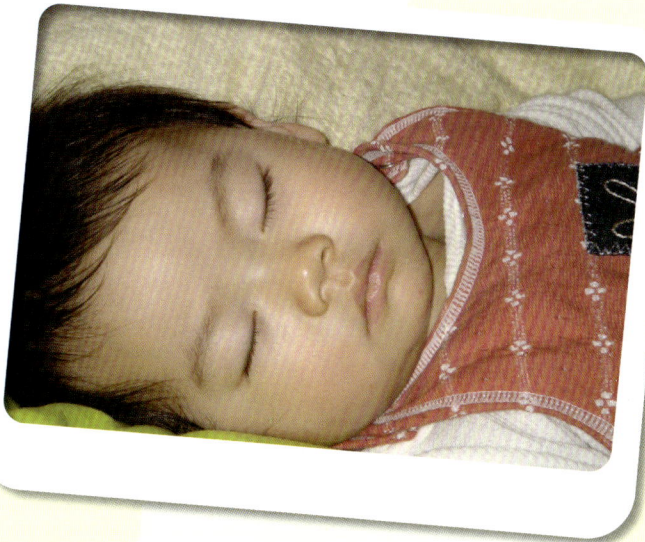

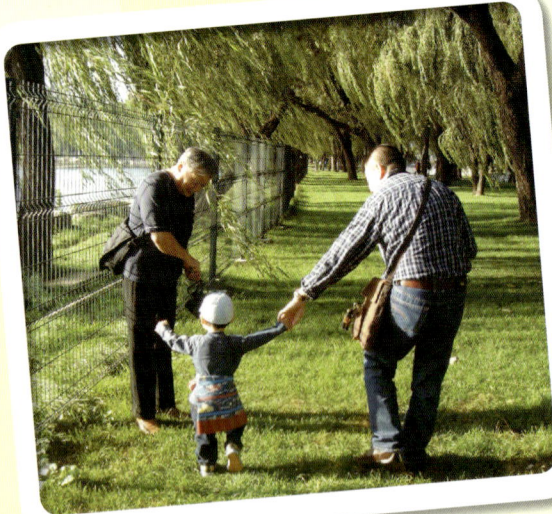

玩——玩耍带来好成长

孩子通过玩来认知和学习，通过全身心地投入来体验成功的喜悦。婴幼儿阶段的游戏多是身体的、感官的、探索性的。常说的孩子在玩中学、玩中长，就是这个道理。家长和孩子在亲子游戏中建立依恋关系，让孩子有安全感，这是孩子心理正常发育的必要条件。这还利于激发宝宝探寻世界的好奇心和创造力，增强独立性。玩给孩子带来喜悦和快乐，这种积极向上的情绪必然会促进孩子的智力发育。

我家的游戏时间，贯穿于小小特的日常生活之中，从小到现在，小小特只要醒着就有人和他玩。我、姥爷、女儿、女婿、小小特的舅舅都会主动地与他游戏互动。即便在哺乳、换尿布、洗澡时，我和女儿也会和他玩。姥爷、爸爸、舅舅常带他玩翻身、爬、站、走等身体游戏。小小特出了满月就每天外出活动1小时以上，两个多月开始上公园，1岁4个月跟我们坐飞机去了青岛。家里玩具很多，但家中不起眼的东西，比如大纸箱，也可能成为小小特的至爱。对于玩耍，我们全家人看法一致：尽力提供安全的环境鼓励他自由探索，绝对不随意限制。沙土、水、纸、积木、杯子、箱子、

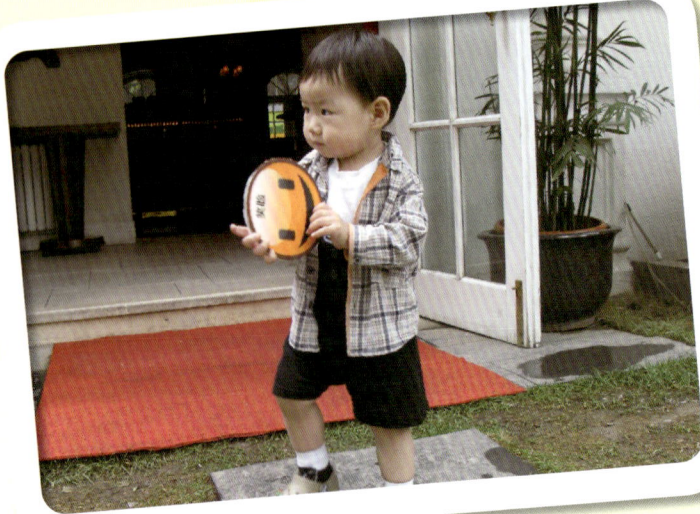

布袋……不论是大自然中存在的物品、家中常用的东西还是特意给他做的或买的玩具，都能成为小小特游戏的道具。当然我们也会注意游戏要从易到难，循序渐进。看到他玩累了就停止，从不勉强。

环境与安全——给宝宝自由探索的安全空间

环境与安全越来越被重视，这是可喜的现象。但有时也有矫枉过正的倾向。例如消毒剂可以抑制或杀灭病菌，在医院大量应用是为了消毒环境，避免感染和交叉感染；为了避免术后感染，

手术室则要消毒到几乎无菌。

但非典之后，家庭开始普遍使用消毒剂，这不禁让人为孩子的健康担忧。因为家庭中，过度消毒不利于孩子的健康。它会造成孩子体内菌群紊乱，免疫功能损伤，容易导致过敏和生病，最终影响孩子健康。其实，在家庭里，每天用清水擦拭家具和地面，用流动水洗手和玩具，就可以了，不必过度使用消毒剂。

小小特生活的环境以及他的生活用品我只要求达到清洁的水平。户外活动穿过的衣服到家就换掉，进家门后第一件事就是用肥皂和流动水洗手，女儿、女婿下班回家先洗手再和孩子接触，这些看似简单的措施有效地避免了小小特与病菌的接触，减少了得病的概率。

为了保证小小特的安全，我们家最重要的措施就是无论多么短暂的时间也不要让他离开家人的视线。宝宝3个月以内关注的重点是不要让毛绒玩具和被褥导致窒息。四五个月之后则要防止跌落。小小特第一次从沙发上掉下来是2007年7月30日大约5个半月时。为此我们对家庭环境进行了调整。在小小特家布置了一间宝宝专用的活动室，在房间地板上铺了三层毯子，环墙壁摆放了靠垫和各种玩具，凡有可能导致磕碰的玩具均放在孩子自己够不到的地方。而在我家，舅舅特意为他买了一张大地毯，桌子角安了防撞器，给他创造一个安全的活动空间。小小特6个月就会手膝爬，8个月就会扶站，1岁就会独走，这些较好的身体动作发展，与他拥有一个自由安全的空间很有关系。

2 妈妈是养育宝宝的CEO

做好孕育新生命的必要准备

胎儿的健康不仅仅取决于精子和卵子结合之后的阶段，而更应该强调从怀孕之前就做好心理、生理和物质等方面的准备。

首先是心理准备。和谐的夫妻生活，温馨的家庭氛围，保持夫妻双方心情愉悦、情绪稳定，可使身体各器官的功能处于最佳状态，让神经系统、内分泌的调节都保持在最高水平，这都有益于精子和卵子的发育、成熟。保持良好的心态，适当地缓解精神压力，以一颗平常心对待生活、工作，将有助于顺利地受孕。我动员并支持女儿和女婿要孩子，也是对他们最好的精神鼓励。

生理准备主要是男女双方身体应处于健康状态。第一步建议女婿戒烟戒酒半年以上；第二步要求女儿服用善存和钙尔奇D，并提前半年以上给女儿接种麻风腮疫苗；第三步是营养保证。因为孕前营养对于生

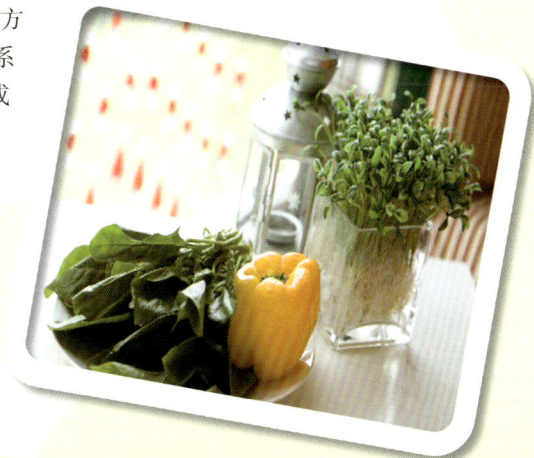

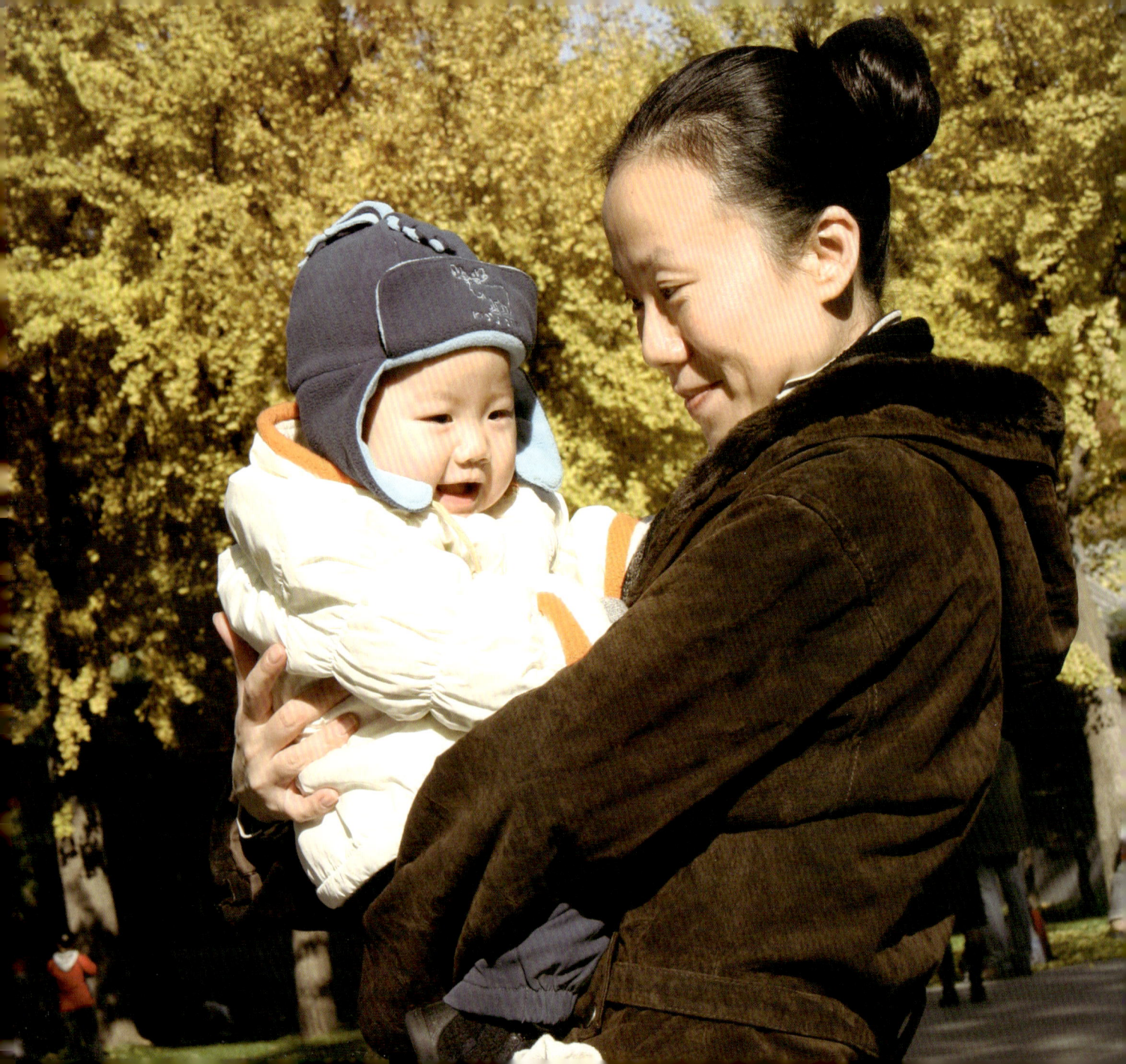

殖细胞的质量、母亲孕期营养储备以及胎儿的发育都起着非常重要的作用。

当然必要的物质准备也是不可忽略的，但我认为我帮女儿带孩子比给物质上的支持还要重要。

平衡好孕期营养是头等大事

孕期要注意的事情太多，我除了陪女儿去医院作孕期检查之外，最关心的就是她的营养，因为在孕期糖耐量检查时发现她有孕期糖尿病。科学饮食、改变生活方式、控制血糖，成了保证她们母子健康的重中之重。女儿首先努力保持情绪稳定，坚信自己能生一个健康的孩子；其次是及时向专家咨询，预先了解了可能需要采取的必要措施。

饮食、运动、血糖监测均成了我女儿关注的重点。仅仅用了一周时间血糖就控制得很好了。其实当孕妈妈明白了孕期糖耐量异常的原因之后科学控制饮食并不困难。我女儿原先就吃得很少，怀孕后吃得也不多，所以我们只是把一天三顿饭改成了六顿。至于运动也只是保证了每天散步半小时。通过不到一周的血糖监测下的调整，就达到了正常的水平，并维持到宝宝出生。

掌握科学知识孕妈妈才能将各学科的知识迅速地融合并运用，儿童营养和孕妇营养从基本原则上是相通的。怀孕期间更讲究总量控制，当然也要讲究食物的多样、平衡和适量。每天喝适量孕妇配方奶也是一个简便易行的方法。

妈妈要尽力自己带孩子

随着新生命的诞生，我的女儿也从准妈妈升格为新妈妈。角色转变了，做母亲的责任也随之来了。要胜任这一新角色需要不断学习育儿知识并不断实践，也就是我们常说的与孩子一起成长。

虽然女儿快35岁了才做妈妈，和20多岁的妈妈比体力和精力都差很多，但是为了孩子身心健康成长，我还是建议她尽可能多地自己带孩子。坚持母乳喂养、自己给孩子洗澡、换尿布、夜里自己带孩子、白天尽可能多地和孩子交流等等。我知道这很累，但妈妈的角色是别人无法替代的。

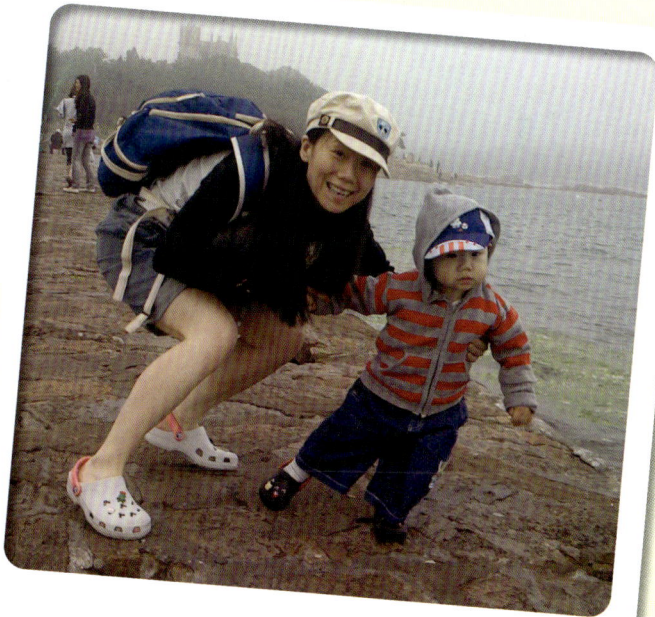

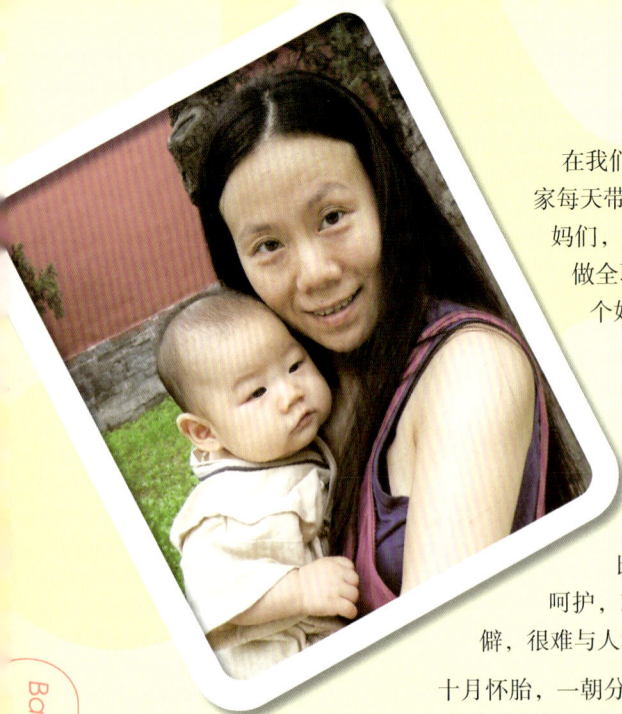

在我们生活的小区里近两三年出生的"金猪宝宝"、"奥运宝宝"很多，由于大家每天带孩子做户外活动,所以见面交流的机会很多。我很佩服那些自己带孩子的妈妈们，她们深知0～3岁对孩子有多么重要，在家庭条件允许的情况下，毅然决定做全职妈妈。少工作3年对妈妈的职业生涯是有影响的，但和给孩子一生打下一个好基础相比，这样的牺牲还是值得的。

亲子依恋关系是宝宝良好发育的基石

养育儿女是父母应尽的责任。既需要努力付出，又能体会到无穷的乐趣。父母亲自养育宝宝能比较容易地建立良好的亲子依恋关系，这对孩子一生的发展都起着重要的作用。孩子得到父母充分的爱，就会有安全感，具有探寻世界的好奇心和创造力，独立性更强，社会适应能力比较好。如果婴儿早期由于种种原因被遗弃、缺乏母爱、得不到亲人精心呵护，就无法建立亲子依恋。长大后，这种孩子往往表现得胆小、多疑、性格孤僻，很难与人相处。

十月怀胎，一朝分娩。宝宝出生后母亲精心地照顾他，亲自哺喂母乳，为孩子洗澡、换尿布等等，用充满爱的眼神和孩子交流，给孩子微笑、亲吻和爱抚，让孩子通过感知觉充分体验到妈妈的爱，这就是建立母子依恋的过程。母亲哺喂宝贝，用胸腹、双手去接触自己的宝贝，都会刺激母亲大脑的情绪中枢（母性中枢），激发出母性的本能，产生强烈的母爱。做母亲的敏感性会在养育孩子的过程中不断提高。这种良好的与他人交往的能力是情商的重要组成部分，也可以说是孩子未来能否幸福成功的关键和基础。

为了孩子的未来，妈妈们要注意以下几点：

提高做母亲的敏感性，及时应答孩子的需求。不要忽略宝宝，听任其哭闹。

细心了解和满足宝宝的需求，保持稳定良好的情绪。千万不能自己心情好时和孩子玩耍，自己心情不好时迁怒于孩子，否则会对孩子造成负面的心理影响。

多和孩子多做亲密的身体接触。不妨学习一下抚触的基本做法。

另外，建立好的亲子关系，父亲的参与也是必不可少的。只有父母二人互相理解，互相支持，互相信赖，才能创造一个良好的家庭氛围，才能让孩子心理安定，健康成长。

做父母需要学习，但光靠书本又是远远不够的，要在养育孩子的过程中不断体验和总结经验。在带孩子的过程中父母也是和孩子同步成长的。当然，父母若有固定的保健医生指导，有两家老人帮忙，有其他亲朋好友"支着儿"，则是非常幸运的，但最后拿主意的人是孩子的母亲。如果妈妈的家庭角色摆不对，孩子是带不好的。

小小特是我女儿的心肝宝贝，女儿是小小特最亲的亲人。小小特第一个会叫的是妈妈，每天一睁开眼睛第一个看到的是妈妈，早晨一醒他会扎到妈妈怀里来要求搂一搂，抱一抱。听到音乐时，会将小脸贴到妈妈脸上，身子紧贴妈妈，让妈妈一手抱他另一手握住他的手，二人共同翩翩起舞。每天早上女儿上班前都会进行一个吻别仪式，让人觉得真是母子情深。

亲子依恋的建立是要靠生活中的点点滴滴、繁繁琐琐的细节积累起来的。女儿为小小特亲历亲为所做的一切，使她得到了丰厚的回报——赢得了任何东西都无法取代的孩子的爱和依恋。

母乳喂养是建立母子依恋的第一个关键环节，尤其是夜间喂奶对新手妈妈是严峻的考验。小小特月子里夜间睡眠不太好，夜间大约要吃五六次奶，这严重影响了我女儿的睡眠，但出于对孩子的爱，她宁可累瘦十多斤，仍坚持母乳喂养。在洗澡、换尿布、穿衣和做游戏等照料孩子的每个细节上，小小特都能感受到妈妈深切的爱。

把孩子推给老人和保姆弊病多多

有的年轻父母自己因工作忙把带孩子的责任都交给老人或保姆，这样做弊端很多。我仔细观察过我所在小区中妈妈亲自带的孩子、两家老人带的孩子和保姆带的孩子，大致可以看出：妈妈带的孩子生长发育俱佳，1岁左右会走了；老人带的孩子偏胖，大动作略显落后，很多都是大约要一岁三个月才会走；保姆带的孩子总体感觉发呆，缺少了点孩子的天真和烂漫。

妈妈分娩后都享有产假。每位母亲应充分利用这段时间，全身心地投入到养育孩子的过程中去。养育不仅仅是指让孩子吃饱、穿暖、注意安全，更重要的是了解孩子，满足他的心理需要，充分地进行亲子交流，注意在各阶段唤醒孩子的潜能，寓教于乐，让孩子在游戏中快乐地成长。我总被问到什么是最佳的育儿方法，其实就是找出适合自己宝宝成长的育儿法，只要父母遵循"宝宝需要父母亲情浇灌"这一基本准则，一般不会有错。

大龄父母所生的孩子在临床医学上常常称为"珍贵儿"，这种孩子往往处于过度保护之中。我家小小特大致属于这一行列。尤其是我的女儿——小小特的母亲，对孩子关怀照顾得无微不至。在这种情况下我和姥爷一方面要建立起姥姥、姥爷和外孙间的依恋关系，让女儿女婿去上班时孩子可以不哭闹、平静地与父母分离；另一方面要教育孩子懂规矩、知分享。

我家的育儿生活分为女儿上班前和上班后两个阶段。女儿休了3个半月产假，上班前我们共同带孩子，白天我和女儿带，晚上女儿女婿带；上班后白天我带，晚上他们带。基本上我每天早上6点半到他家开始带外孙，直到女儿下午5点多下班回家后再交给他们自己带。每周六、日由他们自己带孩子，只要天气好，就带小小特出去玩。

虽然我知道女儿女婿工作一天也很累，但是对孩子的付出是他们的责任，这一点我是无法替代的。

家里没有专家只有外婆

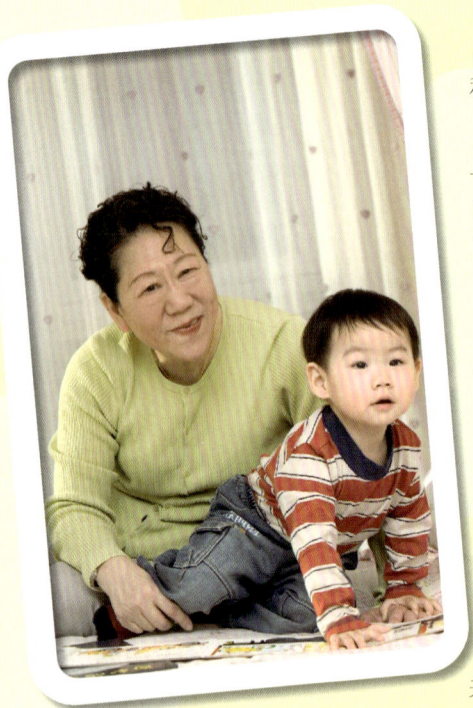

从孩子出生我就将自己定位在外婆的角色上，尽量尊重女儿做母亲的权利和提出的意见。遇事我总是提建议但是不替她做决定。

到外孙出生，女儿已经结婚9年了，女儿女婿有自己的生活模式。我这一代人的节俭、整齐、生活规律和为人处世的准则都带着我们那个时代的烙印，而女儿这一代和我们之间有些代沟。我觉得解决问题的唯一办法是求同存异，多为对方着想。

为了帮助女儿度过外孙上幼儿园前的困难时期，我推掉了诸多社会活动。记得很多年前在卫生部开会时我曾极力主张给产妇3年产假，这样做对孩子、对家庭和社会都有好处。由于现在我国的社会福利和相应的配套环境都不完善，我决定尽自己的努力来帮助女儿，顺利度过外孙0~3岁的成长关键期。头三年的发展是孩子一生的基础，一旦没有处理好，绝没有机会重来。所谓"机不可失，失不再来"用在这里最贴切不过了。

作为儿童保健专家，我的优势是了解孩子生长发育的规律，但因我的个性比较追求完美，所以我常常要提醒自己调整心态，平和地对待孩子成长过程中所谓的不足，多肯定孩子的每一点微小的进步，这样才能尽情地与孩子一起享受天伦之乐，才能内心充满成就感，才能真正体味到累并快乐着。

《父母必读》杂志的编辑曾经问我，作为育儿专家您带孩子和一般人有什么不同？我回答说：我能更好地控制自己的情绪，迅速地调整自己的行为。比如，小小特添加辅食时，也会发生辛辛苦苦给他做了吃的，他就是紧闭嘴唇一口不吃甚至伸手将食物打翻在地的情况，不冒火才怪呢？有时真想狠狠批评他一顿。但常年的职业素养让我能冷静下来：孩子有权不吃，不吃就是不饿。孩子从出生到现在，每个月体重增长速率都正常，有什么必要为他某一顿饭吃多吃少发愁和生气呢？"不吃就是不饿"这是我家喂孩子时遵从的一句至理名言，希望这句话也能对你有所帮助。

尊重女儿做母亲的权利也不是一句空话，只要没有原则上的问题我都尊重她的选择。比如添加泥糊状食品时，女儿喜欢嘉宝的口味我就让她做主；又比如虽然我认为外孙的衣服已经够多了，但女儿却仍不断为外孙买新衣服，我也不干涉她。诸如此类的事情很多，虽然我有我的想法，但作为孩子的母亲，女儿有权决定的事我很少干涉，都让她做主。

1　养育者的心态平和很重要

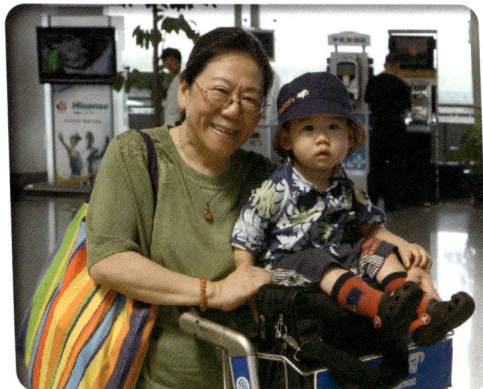

"别让孩子输在起跑线上"这句教育口号很具煽动性，一直流行。有输赢就会有比较，这种提法误导和肯定了大批家长拿自己的孩子去和别人的孩子比较的做法。结果是只要自己的孩子某一方面不如别人的孩子，家长就会失望和焦虑。成人的这种负性情绪可能对孩子的发展产生不良影响。

我的切身体会是：

在了解孩子生长发育一般规律的同时，还要知道每个孩子的生长发育都是个性化的。每个孩子都有他自己的成长规律，不可以拿他与别的孩子横向比较。我们应该做的只是比较孩子现在比过去进步了多少，并为之欣喜。

同一个孩子在大动作、精细动作、语言、社会性领域的发展速度是不同步的。比如孩子的大运动超前一些，语言就可能落后一些，说话早的孩子走路就可能晚一些，这都是正常的。

适宜的环境、良好的刺激、足够的关爱、均衡的营养和健康的身体是孩子生长发育的必要条件。

孩子学习每一种新的技能时，家长要善于观察和配合，如能适时提供适宜条件，孩子的本事就会飞速发展。若父母以自己的意愿或按书本上的指标来制定孩子的"教育计划"，带着焦虑情绪驱赶着孩子学习本事，只会落得拔苗助长的结果。这样不仅会伤害到孩子学习成长的原动力，甚至损害孩子的身体和大脑。

尽量避免给孩子和自己压力，陪孩子一起尽情玩耍才是帮助孩子发展的好办法。

2　真是"3岁看大，7岁看老"吗？

数字解读婴幼儿的脑发育

20世纪90年代以来，有关脑发育的科学研究在飞速发展。现在，我们不但知道大脑结构与遗传模式有关，更进一步了解到孩子大脑神经细胞之间的联结与其出生后的环境密切相关。大脑的神经细胞在婴幼儿期的可塑性、可代偿性及用进废退的特性，是我们实施儿童早期教育的理论根据。

2

让宝宝更聪明的
N个关键良方

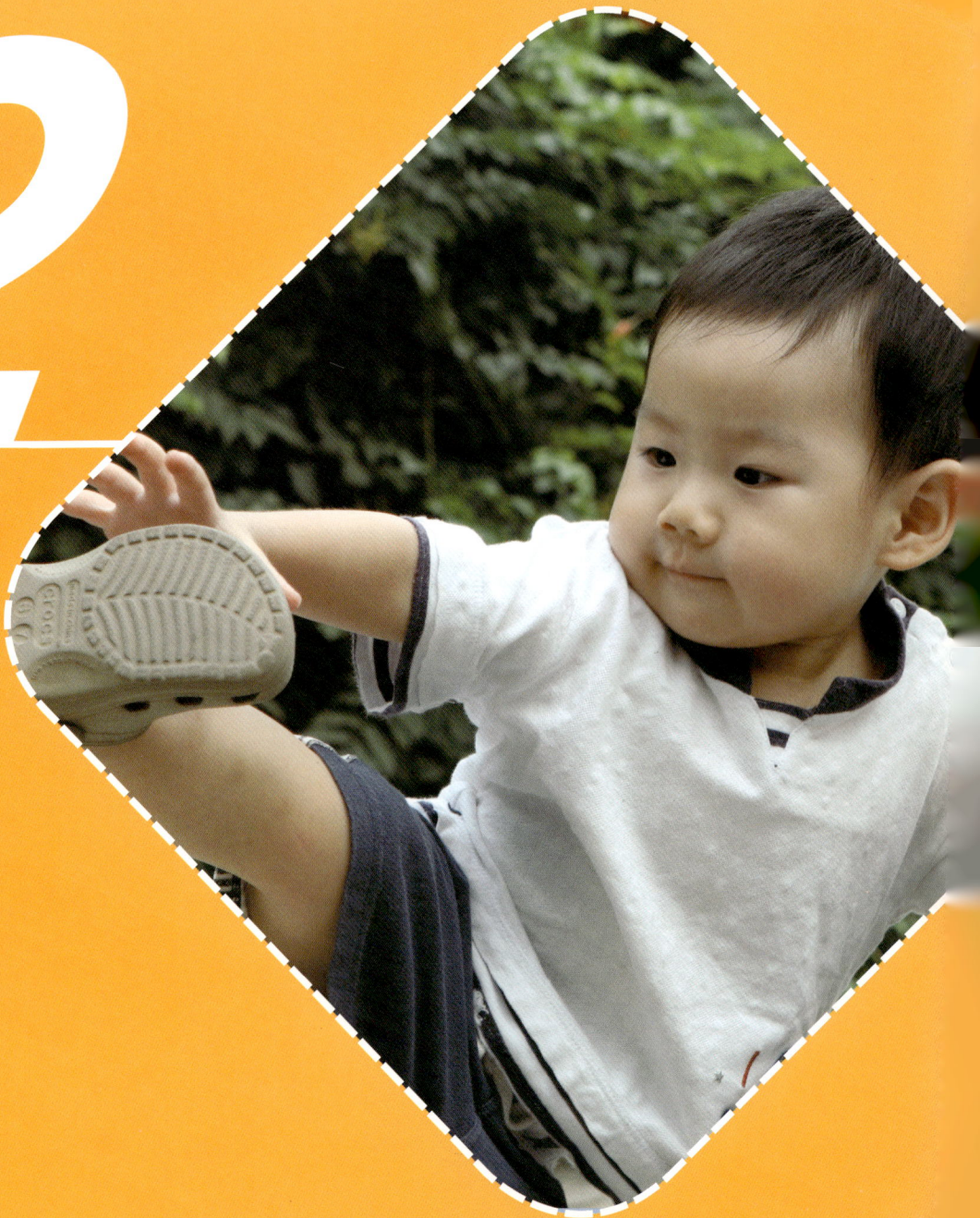

我又看到这样一条新闻报道：某国的政府决定给替子女带孩子的祖父母、外祖父母补贴，以资鼓励。我认为这些信息表明：这些国家的政府也认为母亲或自家老人带孩子，有利于孩子的健康成长，有利于国家的长远发展。

在我国，妈妈如果产假后不回到工作岗位上，可能会影响到工资晋级或晋升，激烈竞争中的白领妈妈甚至可能失去原有的岗位，更别说争取到相应的报酬了。养育孩子需要一定的社会、家庭经济条件做保证，这一点不仅孩子的父母心里清楚，老一辈人心里可能比年轻的父母更为明白。那么，为了子女，更为了孙子孙女，做些力所能及的事情应该是理所当然的。如果老人每天有精力去早锻炼、遛弯儿、打麻将，相信也应该会有精力照料孩子。有人说我年纪大了，身体又不好，保重自己是第一位的，但这样做不仅会失去和孙子孙女交流的机会，也失去了本应享受的天伦之乐。如果老人希望孙子孙女有良好的发展，那么在他打基础的前三年，尽可能多地为他做些事情吧。

当然，年轻的父母也不要把养育孩子的责任推给老人，毕竟老人年纪大了，精力有限，而且他们的很多育儿经验也已经过时了。在老人出手相助的同时，年轻父母多学些新的育儿知识，多和孩子交流也是别人不能替代的。还有很重要的一点要提醒年轻的父母，对老人的付出要心存感激，懂得感恩。老人需要的不是金钱、物质的回报，更不会期待孙子孙女的回报，他们需要的往往只是年轻一辈发自内心的感谢，而感谢的话是需要说出口的。

我曾听说过这样一家人，女儿一怀孕父母就从东北来照顾她，直至孩子1岁多。后来却听说老丈人与女婿产生了激烈的矛盾。为什么呢？原来是女婿看着老人总给孩子做饺子提出希望能换换花样引起的。遇到这种情况该怎样处理呢？我觉得儿女首先应看到老人带孩子不容易，如果年轻一辈有想法可以提建议，但如果主动亲自动手去做不是更好吗？如果年轻一辈嘴甜点、手勤快点，这类矛盾是可以避免的。

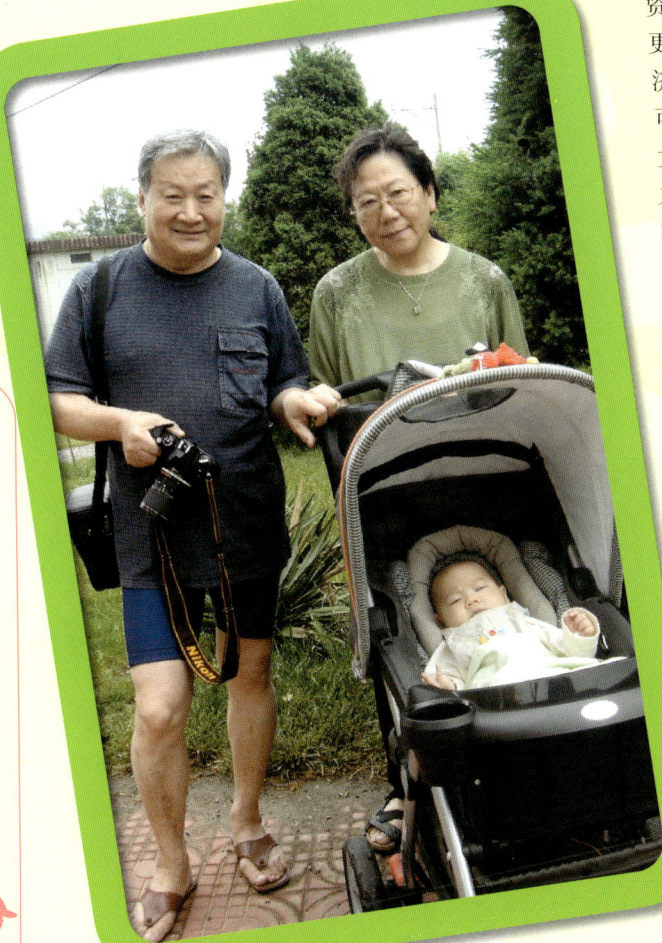

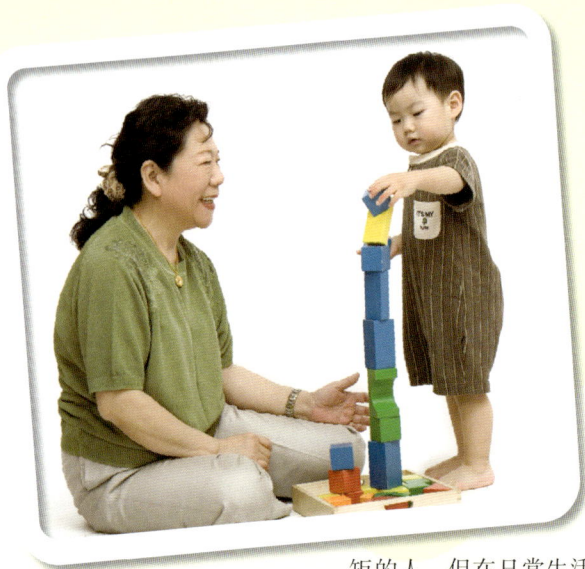

隔辈亲与立规矩

隔代的爱也常会使我"无原则"地宠爱孩子。在我家姥爷常常扮演给小小特立规矩的角色，而我却容忍孩子的某些"胡闹"行为。因为多年来和联合国儿童基金会的合作让我形成了儿童权利至上的观念：爱孩子首先要了解和尊重孩子作为人所拥有的最基本的权利。

基于"儿童权利"再来反思我们对孩子的爱，感悟良多。原来我们的爱有那么多不妥之处，比如强迫孩子多吃；给孩子报各种学习班强迫他学琴、学画、学外语；参加各种比赛去"出人头地"……

姥爷希望小小特从小就成为一个懂规矩的人。但在日常生活中姥爷提醒和规范的对象往往不是小特特而是我和孩子的妈妈。比如不要哆声哆气地和孩子说话，不要总问孩子吃不吃饭、喝不喝水之类的问题。其实这是对的，我们也常讲要用正确的语言和孩子交流，允许孩子自主选择。比如一般我们会这样问小小特：你喝粥还是吃面条？这样他可以选择吃其中一种食物而不是选择不吃。姥爷最注意的是不许小小特在不高兴时要赖坐地上、躺地上或摔东西，如果小小特违反了他会比较严厉地制止，而我马上配合转移孩子的注意力，但也会告诉小小特外婆也不喜欢他这样做。

我这样看老一辈帮着带孩子

老人没有给儿女带孩子的义务可以说是舶来的观念。我有时在怀疑这种观念是否真的适合中国国情？我和很多为子女带孩子的老人们聊过这个问题。而尽管我自己心绞痛时不时会发作，我仍然坚持为女儿带孩子。

我深信，尊老爱幼是中华民族的传统美德，家庭和谐是靠家庭每一个成员的努力付出来维持的。

国外的老人不带孙子，除了生活方式、经济和文化等原因外，最主要的还是其良好的社会福利提供了很好的社会支持。例如我在澳大利亚学习期间特意考察过这方面的情况：澳大利亚的孩子从出生就享有国家支付的"奶费"，如果家里有三个孩子，拿到的这笔钱比妈妈上班的工资还要高很多。在这样的条件下妈妈完全可以不上班，全心全意地照顾孩子。最近

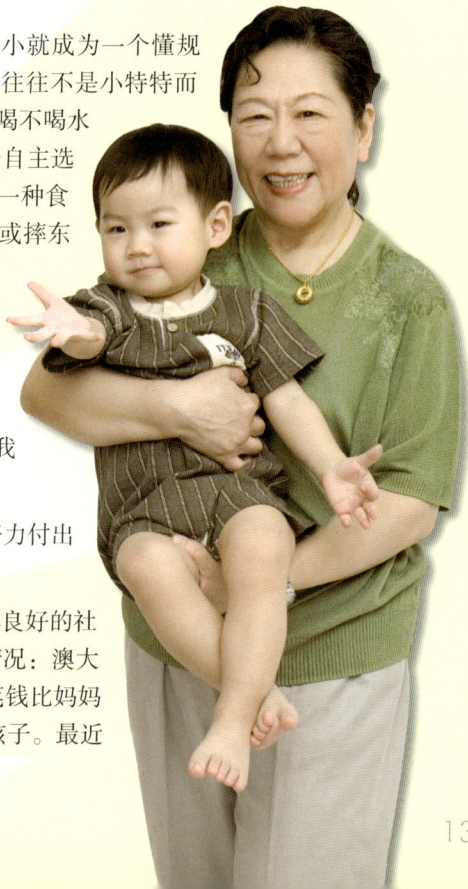

人的大脑大约由1000亿个神经细胞（神经元）组成，而每个神经细胞都与大约5万个其他细胞相连。每一个细胞每秒钟能向相邻的细胞发送100条信息。

孩子在3岁前大脑发育最快（见下表）：

年龄	脑重量（克）	相当于成人脑重量的比例（%）
出生	350~400	25
6个月	700~800	50
1岁	900	60
2岁	1050~1200	75
4岁		接近成人水平

注：成人平均脑重量为1400克

而从体格发育的角度来比较，孩子出生体重3千克，和成人平均体重60千克相比较仅相当于成人体重的1/20，孩子体重要达到成人的一半左右需要到10岁，由此可见孩子大脑发育速度远远超过体重生长速度。

"3岁看大"与0~3岁敏感期

不断有最新的科学研究，从各个角度印证了"3岁看大，7岁看老"这句老话的科学性。关于儿童心理教育的科学研究已证明了儿童早期发展对智力、人格和社会行为的形成至关重要。儿童早期发展过程中存在一些关键期，这些关键的时期对宝宝的生长发育具有重要影响。目前对于孩子早期综合发展，国内外的最新观点是：在生后头两年，脑发育速度最快，这包括脑神经细胞数量的快速增加以及神经联系的构建；6岁前，绝大多数的神经联结已经发育完成。因此，在此之前给予儿童适当的感觉和运动刺激可以促进今后的各种学习能力的发展。

现在大家都知道到了3岁前是孩子脑发育的关键期（敏感期）的说法。关键期（敏感期）是指某种知识或行为经验在某一特定时期或阶段最易获得、最易形成的时期，错过这个时期就不易获得或达不到最高水平。比

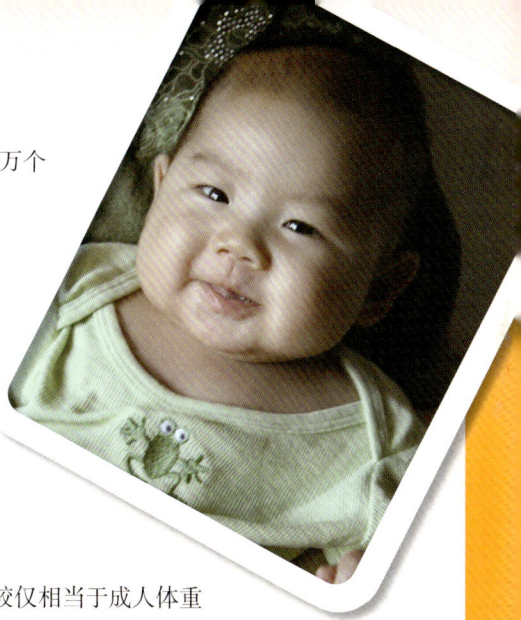

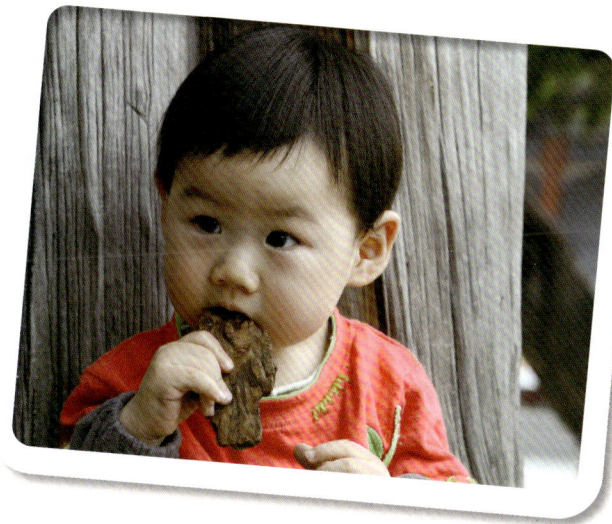

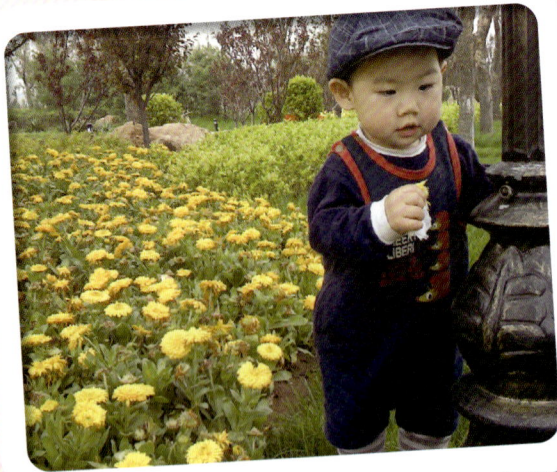

如，小鹅生后1～2天有追随活动物体的行为（追随无论是母鹅、人或其他物体）。但过了2天后即便用活动的物体去逗引它，它也很难再形成这种追随行为了。

人类也有关键期（敏感期），视、听、说、爬、站、走，甚至吃饭，无一例外。人类学习各种本领都具备各种潜能。潜能在丰富的外界环境刺激下，得以发挥。但是如果关键期（敏感期）内没有得到相应的刺激，潜能就会消退，无法再被激发。大家都知道印度狼孩的故事，这个出生后不久被狼叼走并养育长大的孩子，7～8岁回到人类社会时，只会像狼一样生活，不会说话，不会直立行走，不会与人交流。虽然给他提供了良好的学习生活环境，但到他17岁死亡时仍仅有2岁孩子的智力水平。这就是错过关键期无法再激发潜能的典型事例，也是脑发育"用进废退"特性的有力佐证。

宝宝早期教育需要了解的7个秘密

父母怎样进行早期教育才是适当和有效的呢？首先要了解宝宝早期发展需求的秘密。

① **1岁以内是脑发育的最快时期**：出生后的数月对于脑发育成熟非常关键。在这一时期，神经突触（大脑神经细胞之间的神经联系）的数量将增加20倍。

② **环境和遗传同样重要**：遗传在儿童早期脑发育过程中具有重要作用，在儿童早期，为儿童提供适宜的发展环境对于儿童的大脑发育同样非常重要。

③ **脑发育从胎儿期开始，并持续到儿童期**：虽然无论何时有目的地促进儿童的脑发育都不算晚，但是对儿童大脑的干预时间越早效果越好。

④ **儿童发展过程中存在关键期**：在这些关键期给予儿童适当的刺激（如颜色、声音、触摸等刺激）可以事半功倍，让儿童获得最佳的发展开端。

⑤ **环境对儿童早期发展的影响可以持续终生**：儿童早期如果给予良好的营养、充分的玩耍和交流，与那些早期发育阶段缺少这种环境的儿童相比，这些儿童长大后大脑发育得更好。这表明，早期的环境作用可以随着时间不断加强。

⑥ 环境不仅可以影响脑神经细胞和神经突触的数量，而且影响着大脑的作用方式：早期经验（比如游戏或者大动作的学习过程）在塑造大脑的作用方式过程中发挥着重要作用。

⑦ 儿童早期发展过程中，压力对大脑功能具有负面影响：在儿童早期阶段，那些经历过巨大压力（比如战争或者家庭离异）的孩子比其他同龄人更容易出现认知、行为和情绪方面的问题。

——摘自《母子系统保健》项目教材

培养独立性——隔代养育需重视的核心话题

孩子虽然正处在发展中，但他们仍然是独立的个体。他们有自己的感情和对事物的意见。孩子在表达自己的需求时是最有发言权的。给予他们适当的支持和尊重，孩子将可能做出合理的、负责任的决定。孩子有非常可贵的诚实的品性，关心和好奇的态度，以及丰富的想象力。这些品质意味着孩子自己有一种做出适合自己的判断的潜能。

我的体会是爱孩子是需要学习的，因为爱不光是对他好就可以了，还要把孩子当成独立的个体，学会尊重他。这样能缩短和孩子之间的距离，和孩子成为终生的朋友。在这样的爱的伴随下，孩子一定能健康地成长。

根据我自己的反思和对周围的观察，在隔代育儿的家庭里，老人爱孩子的方式，常常忽视了"独立性培养"的因素，往往不由自主地替孩子做决定、做事情。这样孩子的这种潜能就会逐渐消失，到那时我们成人会反过来埋怨孩子总也长不大。因此我总在提醒自己：多鼓励孩子参与，让他充分发挥潜能，从小学做自己的主人。

让小小特参与和决定与他相关的事情，这真不是一句空话。我和家人都随时注意观察，捕捉在吃喝玩乐每件事情上他的主意。比如吃奶时，吃饱了他会主动吐出奶头；悬吊玩具看累了，他会把头扭开；把尿时，尿完了会打挺儿；遇到不愿意做的事情会摆手，而喜欢的事会点头微笑。对于这些细微的信号，我们观察到了，随时回应，给他选择的

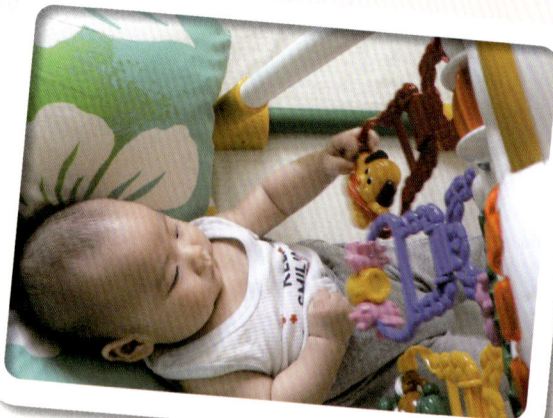

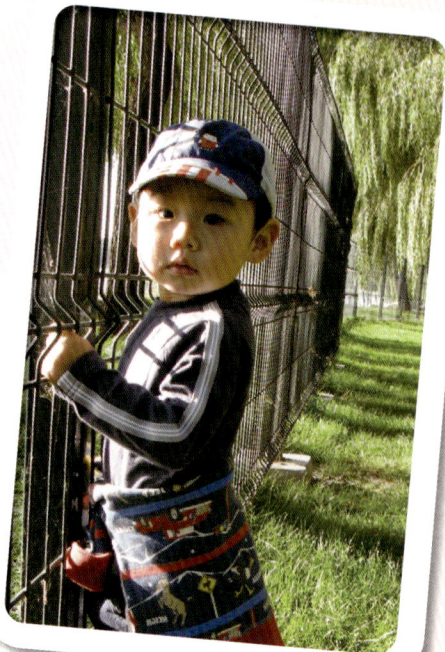

机会，这也是尊重他的起步。生活中小小特有很多选择的机会。比如：搂着毛绒玩具棕熊还是白熊睡觉？穿蓝色的衣服还是红色的衣服？给自己挑哪双袜子？喝粥还是吃面条？要不要下楼玩？玩滑梯还是蹦床？买酸奶时由他选择今天吃哪种颜色盒子的酸奶，其实红、绿、蓝、黄的酸奶包装，选哪种都大同小异，但如果让他自己选，他就会吃得更加心满意足。这些简单的做法，都有助于逐步培养孩子独立性。

认为孩子小，一切都要无条件地服从成人的意见，甚至强迫、责骂孩子，这些做法都落后于时代了。当然孩子的选择不一定都对，对他的一些无理要求，我也会想办法引导和转移他的注意力。

3 眼神交流传递爱心

随时保持充满爱意的眼神交流

新生儿的早期教育最重要的是让他感到妈妈的爱。喂奶时，洗澡时，换尿布时，做抚触时，孩子处于安静觉醒时，父母都应该用充满爱的眼神去和他对视，用温柔的双手去抚慰他，用亲切的语言去和他沟通。这样通过视觉、听觉和皮肤感知觉，孩子会得到大量良好的、温和的刺激，必然有利于他的大脑发育，这也就是我们所说的新生儿早期教育的关键。这样做还有一个好处，是不占用专门的时间，不耽误新生儿睡眠。

宝宝最喜欢看妈妈的脸

许多人误以为新生儿出生时什么也看不见，其实并非如此。新生儿在出生几分钟后就能睁开眼睛，常常凝视周围，好像带着好奇来到这个世界。由于视神经未发育成熟，婴儿刚出生时只能区分明暗、感受光亮的程度，之后逐渐能分辨父母的脸形，分清光亮和黑暗，凝视光源，追随物体。在新生儿期，他虽然能盯着活动的物体看，但缺少头眼和运动结合能力，当头转向一侧时，眼常常比头的动作慢一些。

新生儿调节视焦的能力差，太远或太近，他们都看不清。孩子从出生到两三个月最喜欢看的是妈妈的脸。当妈妈把自己的脸凑到距宝宝眼睛20厘米左右时，宝宝会聚精会神地看着你，当你把头左右移动时，他的目光和脸都会随之移

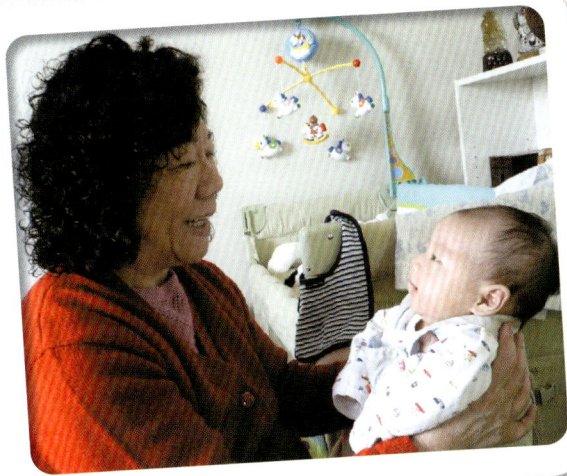

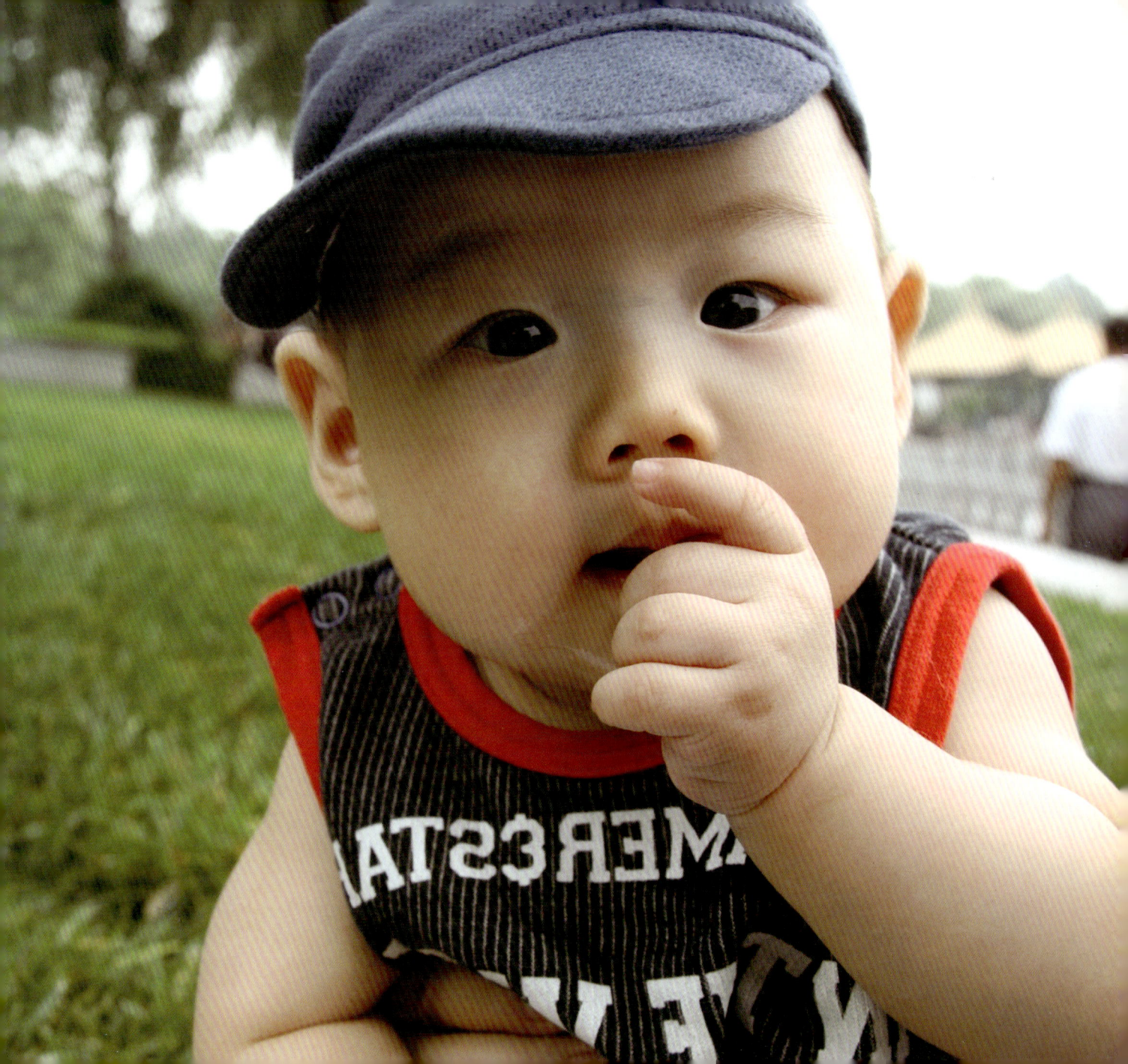

动。这是最早的视觉练习。抱婴儿喂奶时，母亲的脸和婴儿的脸之间的距离约20厘米，因此，喂奶时母亲应多与婴儿进行目光交流，增进母子感情。

让宝宝眼睛更亮，耳朵更灵

首先要强调的是孩子早期的感知觉体验都应该源于生活。试想一下，视、听、触、味、嗅等感觉都会在何时产生？粗略地分一下味觉和嗅觉大多与吃有关，这里暂且不谈，而视觉、听觉、触觉的刺激在孩子一日生活中无处不在，无时不有，只是我们可能没有意识到它们的重要，没有有意识地加强这些方面的练习。

周围适量的刺激能丰富婴儿经验，促进新生宝宝的视觉发育，促进心理发育。小宝宝喜欢看黑白对比的照片；喜欢看漂亮的物体和追逐光亮。所以，在宝宝出生后给他准备几幅黑白挂图或彩色小玩具，让他的眼睛跟踪有色彩、光亮、移动的物体。还可以给孩子看漂亮的人脸的画像。在床头上方悬挂彩色气球或玩具，大人手持玩具让孩子看到后移动玩具，让孩子用目光追随着看等，这些都是好的视觉游戏。当宝宝3个月竖抱头可直立时可多做户外活动，让孩子见到更多的人和物。这时宝宝会兴致勃勃地东看西看，外界丰富的视觉刺激让他目不暇接。但很快，他就会感到疲劳甚至因刺激过多大脑会用"超限抑制"来保护自己，所以宝宝可能很快就睡着了。这一现象提醒父母要慢慢地增加户外活动的时间和次数，视觉练习也要遵循循序渐进的原则。一般可以从每次出去5～10分钟慢慢增加至半小时、1小时，每日可安排2次户外活动。

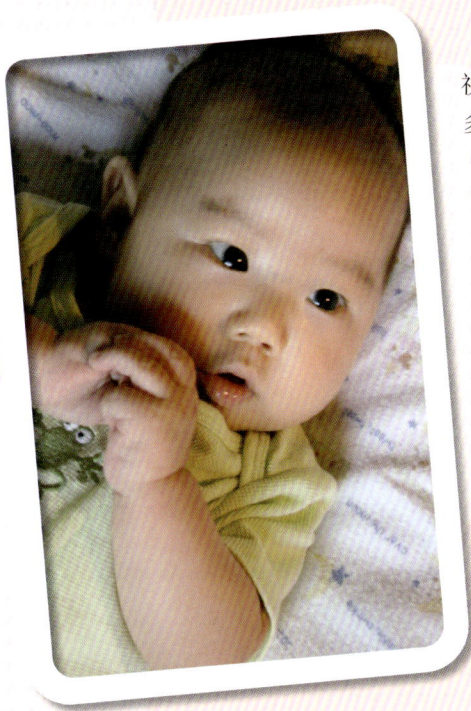

巧逗宝宝发声

胎儿五六个月时已经能感知外界的声音。出生后细心的妈妈会发现孩子听到熟悉的音乐时会表现出安静倾听的样子，这说明孩子不但会听还会对听过的音乐有记忆。鉴于以上特点给孩子多听些优美、轻柔的音乐，边听音乐边做抚触，边听音乐边随着音乐节奏轻轻地摇动身体让怀中的孩子体会音乐的韵律，边听音乐边和孩子"对话"，这些都是听的练习，是练习发声的前奏。

宝宝2～3个月已进入语言的自发发声阶段。这时大人亲切地看着孩子，温柔地和他说话，面带笑容地发着"a""o"等声音与孩子"对话"，对诱发孩子的良好情绪非常有益。两三个月的孩子虽然还不能模仿成人说话，但他会看大

人说话的口形、表情，听大人说话的语调和声音，这些都是宝宝日后学说话的准备。

让孩子发声，除了大人用声音去逗孩子之外，还可以用玩具去逗引宝宝。当孩子玩得高兴时，会情不自禁地发出"a""a"声，这时你一定要发出同样的声音进行应答，并且要及时鼓励他，让他知道你对他会发声感到非常高兴。

在户外活动时要用语言引导孩子去关心周围的事物。看到小狗告诉他这是一只小黄狗，小狗会"汪汪"叫；看到邻居家小姐姐告诉他这是姐姐，姐姐穿着红裙子；看到街上的汽车告诉他这是小轿车，它会"嘀嘀"叫。总之看到什么说什么，让他不断地通过你的语言去强化他对周围世界的认识。

逗宝宝发声和全家人都有关，多一些人和宝宝说，和宝宝玩，是促进孩子发声的最佳方法。可以说让孩子学说话，练发声，全家人人有责。

4　丰富的感知觉刺激来源于生活之中

给宝宝更多触摸这个世界的机会

所谓触觉练习，没那么神秘。只要接触孩子皮肤、黏膜（如口腔黏膜）就可以给孩子触觉的刺激，因此抚摸孩子，亲亲孩子，让孩子抓、捏、摸玩具或其他可接触到的物品都属于丰富宝宝触觉的行为。具体的做法很多，比如洗澡后或日光浴时给孩子一丝不挂的机会，让孩子全身尽可能多的皮肤接触到外界物体。不论是毛巾、浴巾，还是被子、褥子，甚至我们可以提供布的、绸缎的、皮毛的、塑料的等等各种不同材质的玩具和用品都可用来丰富孩子触觉的感知。触摸的游戏可以从抓握练习开始。最早做抚触时把你的拇指或食指放在孩子掌心让他抓住你的手指就可以了。之后可以给他可抓握的玩具，帮他塞入掌心并让他抓住，抓好后轻摇孩子手臂，如果玩具会发声孩子会更高兴。

注意多种感觉的综合练习，视、听、触觉综合在一起，更有利于大脑对信息的整合，这样孩子会更敏锐。

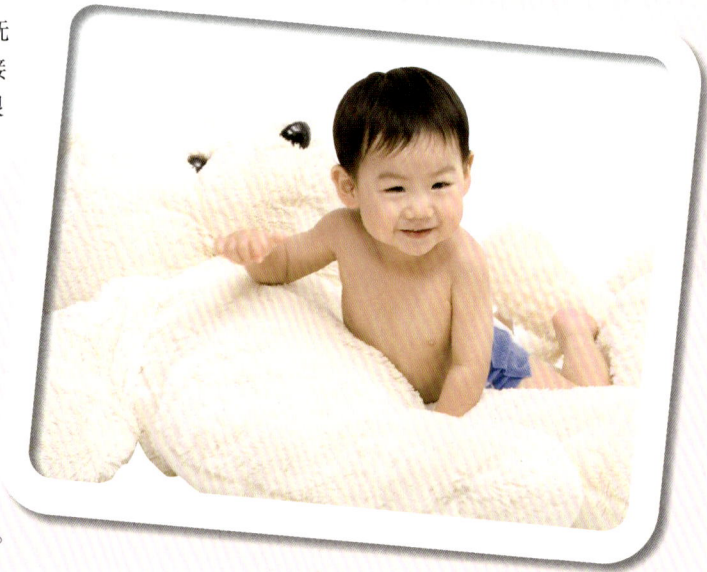

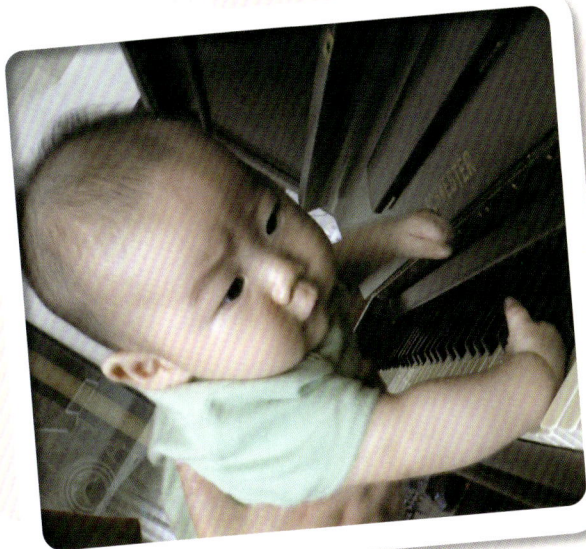

抚触的方法和妙处

婴儿抚触观念在20世纪90年代传入中国。抚触可以减少应激反应，提高免疫力，增进食物的消化和吸收，增进亲子交流，减少哭闹和增加睡眠，有利于婴儿生长发育。抚触已在发达国家广为推广，在我国已被越来越多的人认可。我曾主持过一个相关的研究项目，是由中华儿科学会组织全国10家医院开展的"婴儿抚触对儿童智力发育影响的效果观察"。结果证实：在出生后0～2个月开展抚触的儿童比不做抚触的儿童智能发育指数（MDI）高7.4分。换言之，做抚触的孩子比不做抚触的聪明，早开始做的比晚开始做的（3个月后开始）效果好。抚触怎么会有这么神奇的作用呢？

婴儿抚触是在科学的指导下，有技巧地对婴儿全身进行爱抚和触摸。整个过程充满了母子间爱的情感交流，是一个亲子互动的过程。通过母亲的手让大量良好的、适度的刺激通过皮肤感受器传达到孩子的大脑，起到促进脑发育，进而提高智力水平的作用。

抚触是由受过培训的医务人员教会孩子的父母，由父母和自己的宝宝共同完成的一项活动。抚触时要注意以下几点：

① 做抚触的时间应选择在孩子半空腹，沐浴后为好，每次15分钟，每天2～3次；刚喂过奶或宝宝饥饿时均不适宜。

② 抚触时宝宝最好能裸露全身，因此要准备温暖舒适的环境。

③ 最好能在抚触时放些轻柔的音乐，把母子情绪调适得轻松、愉悦。

④ 操作者要摘下首饰以免划伤孩子。充分洗手后，用婴儿润肤油或爽身粉在自己手掌中搓匀后再开始做。

⑤ 先和宝宝沟通。在和宝宝用眼神和语言充分沟通后，再进行抚触性的操作。

⑥ 宝宝哭闹时要停止操作。

⑦ 不能把抚触机械地等同于做操，如果口中喊着"1、2、3、4"来做就大错特错了。恰当的沟通语言可向教您的医生咨询，如：头部第三节，就可以说"宝宝，笑一笑"。

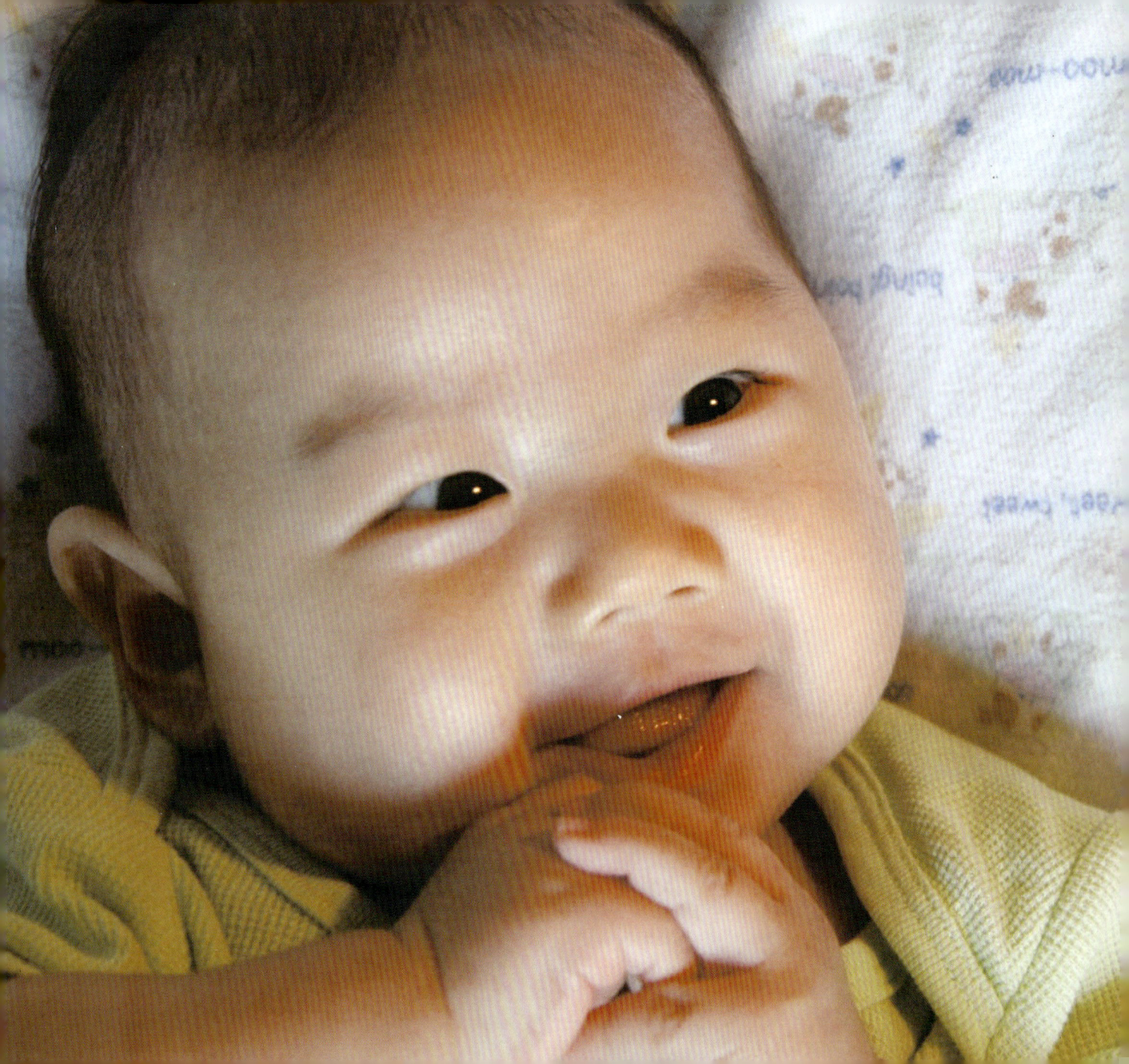

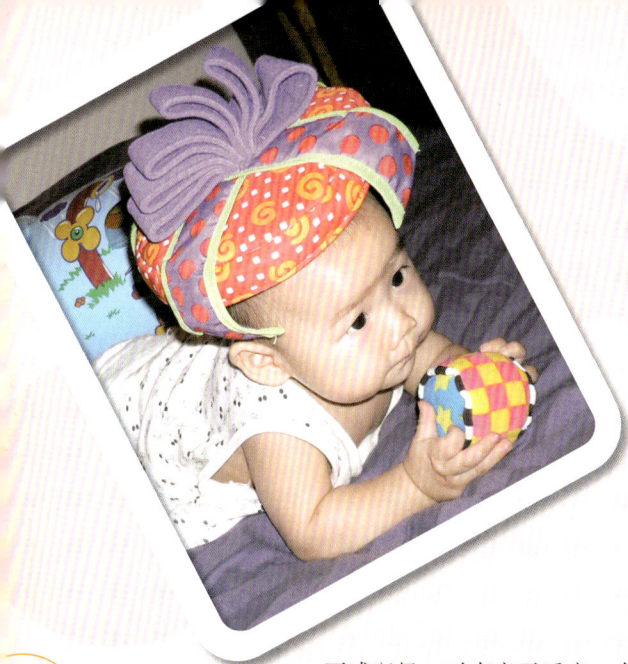

小小特的抚触并没有那么"正规"，我把它变成了生活中随时可以进行的游戏。早上快睡醒时，捏捏胳膊捏捏腿，摸摸后背和后脑勺，太享受了！这是早上的抚触。白天摸摸手心和脚心，捏捏手指和脚趾，边做边说边笑，其乐融融。现在他都1岁8个月了，睡醒觉会伸出胳膊和腿让你捏，同时妈妈还会问他是哪只胳膊麻了。"是左胳膊吧"他就会伸出左胳膊让你捏，然后是右胳膊、左腿和右腿。这样游戏的同时也学到了许多知识。

5 快乐情绪是智力发展的催化剂

会笑的孩子更聪明

如何观察儿童智力发展是否正常？英国发育医学专家伊林沃斯曾总结出14条需要注意的表现，其中孩子早期吃奶困难、过分安静、对周围不感兴趣、对声音无反应、大动作落后等都是智力发展落后的最早表现。对2个月左右的婴儿来说会不会笑也是需要注意的项目。正常的孩子生后4～6周就会对妈妈微笑，而智力有问题的孩子往往到3个月还不会笑。由此可见，笑对判断孩子智力有多么重要。

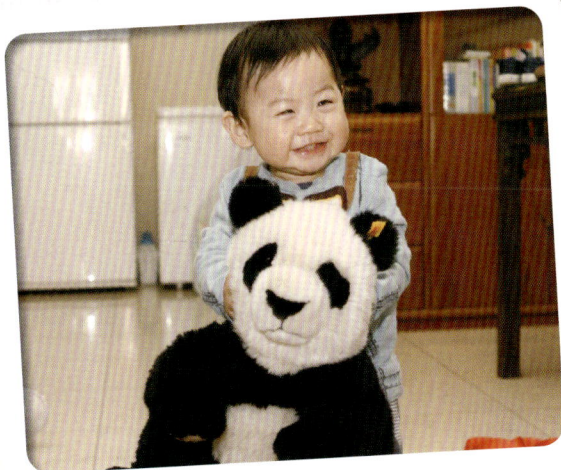

我们认为笑是测量孩子智慧和情感发展的重要标志。会笑表明宝宝对周围的事物感兴趣，逐渐地宝宝还会专注地看着逗他的亲人模仿并学会以微笑应答。这种微笑和孩子睡觉时面部肌肉收缩而呈现的"笑脸"不同，这是一种和大人之间的交流，是对大人逗笑的回应。

由于独生子女政策，现在的宝宝得到的关注比以前更多。近期报道婴儿10～20天左右就能被逗笑，原因是父母逗他笑的时间提前、次数增多了。

如果出生6周（42天）你逗孩子他还不笑父母就应注意了，首先要看是否是家人与孩子交流的方式存在问题；而到56天仍然逗不笑就需要到相关医疗机构检查一下孩子的

智力发育情况。逗孩子笑也是早期交流很重要的方式。在逗笑的过程中你的笑脸、眼神和声音同时给了孩子丰富的视、听刺激，同时还给了孩子模仿笑的机会。孩子笑口常开表达了他快乐的情绪，此时他处于学习的最佳状态，有利于心智的发展。

我认为快乐的儿童是健康的。我们都希望孩子身心健康，有良好的社会适应能力，那么就创造条件，让他早早地笑起来吧！

良好的情绪对孩子发展至关重要

孩子的情绪基本上可分为两类，即愉快与不愉快。孩子情绪状态取决于生理需要是否得到满足。吃饱了、睡足了、有人关心、爱护、有人跟他玩，自然就情绪良好。随着孩子逐渐长大，可以影响情绪的因素也在不断增长，2～3个月仅仅吃饱喝足了就行；4～5个月开始需要色彩鲜艳的玩具；7个月之后开始认人了，他不但要有人照料，还要有他熟悉的、喜欢的人照料。比如说对妈妈的依恋，一旦妈妈不在或天一黑还看不到妈妈就会大哭，这是最早的焦虑的表现，会影响他的情绪和生活规律。

敏感的妈妈能体察孩子情绪的变化，会用自己的言行、表情去调适孩子的情绪。当你了解孩子的需求并能尽量满足他的合理需求时，孩子情绪一定是愉快的；相反你总是忽略孩子的需求，当听到孩子哭闹时不理他、任他哭闹，最终会对孩子的安全感产生负面影响。

要让宝宝愉快，父母自己首先要愉快。父母应尽量避免把因白天工作压力产生的负面情绪带回家，把心情调整好再与宝宝在一起。父母要保证和孩子在一起时是高高兴兴的。与宝宝一起游戏、唱歌、听音乐、朗诵、讲故事、看图画书、跳舞，在美妙的音乐、欢快的节奏、诗歌的韵律中和孩子一起分享快乐。

良好的情绪有利于良好性格的养成，对于日后的健康和智力发展也很重要。

怎样培养孩子的快乐情绪

在日常生活中，当孩子的生理需要得到满足时，孩子可以体验到快乐。例如：孩子吃饱了可以感到快乐，在与父母玩耍、交流中也可以感到快乐。但是随着孩子长大，快乐最重要的来源是有了"成就感"时所产生的快乐。例如：孩子通过爬行拿到了自己想要的玩具；自己用手把

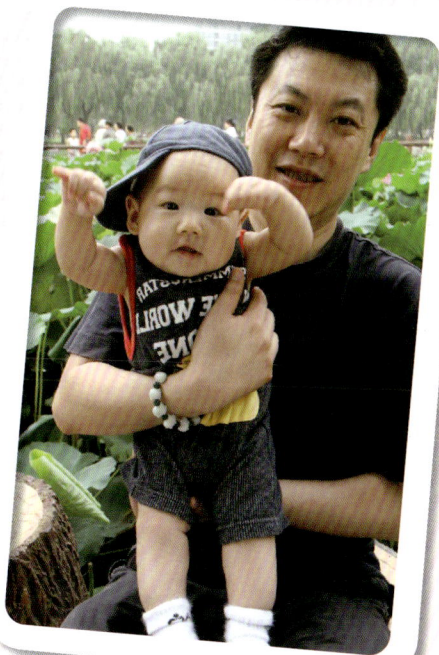

食物送进嘴巴，并"尝到"食物的时候；翻开报纸找到被藏起来的毛绒狗时，他可以体验到很大的快乐。快乐是最基本的正向情绪。它与成就感相联系，包含着力量和信心的体验，伴随着自我肯定和满足，有益于身心健康。孩子经常在成功中得到快乐，有助于形成乐观的个性。孩子在游戏和学习中所获得的成就感及伴随而来的喜悦将成为日后继续学习和做事的真正动力。

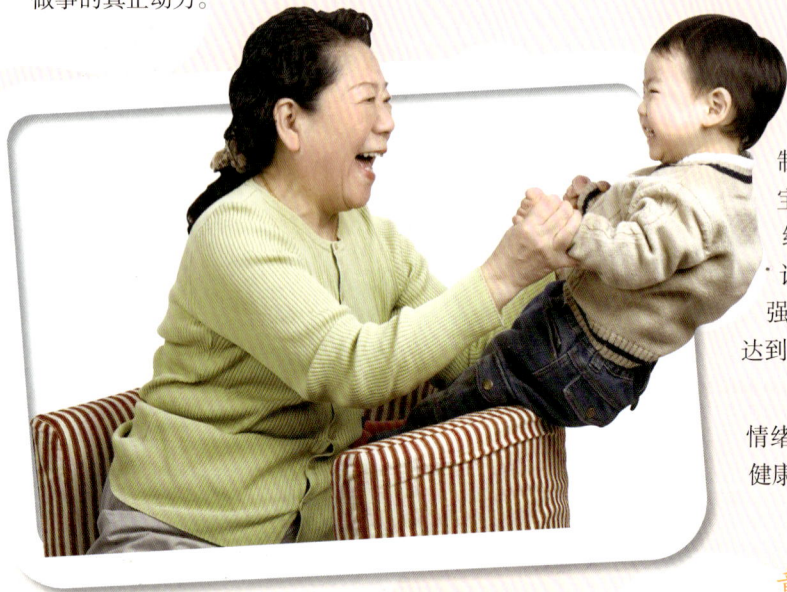

要让孩子快乐，母子安全的依恋关系是孩子产生快乐的大本营。鼓励是让孩子体验快乐的法宝。有些父母出于保护的目的，过于限制孩子的一举一动。如怕弄脏衣服和桌子地面，宝宝吃饭时不让他自由拿着勺子使用；当宝宝撕纸、玩沙子或玩水时连说"不行"。这种限制常让孩子产生挫折感，从而导致日后胆小和依赖性强的个性，还会压抑孩子的创造性，使孩子无法达到自我满足，无法形成快乐情绪。

多和孩子在一起，多和孩子交流，多用愉快的情绪去感染你的孩子，你就一定会得到一个快乐的健康宝宝。

音乐的妙用

有人说"音乐是有声的图画，图画是无声的音乐"这无疑是指出了人类体验美的两个途径——听和看。

宝宝最早感知母亲的心跳和充满爱的目光和语言，之后感受自然界的鸟唱虫鸣、溪水潺潺、微风和煦、花草芬芳、斗转星移……所有这一切都在启发人类爱美的天性。培养爱美之心、爱美的情操和能力与孩子身体、智力发育同等重要。一个不知美为何物的人，一个只崇拜金钱的人，绝对不会有善良、高贵的人格。

孕期准妈妈就可以多听一些优美的音乐，让音乐把美带进生活。孩子出生后家中的音乐熏陶无异给了孩子一种氛围，这种氛围就是美的教育，听音乐、念儿歌、敲节奏、学乐器，孩子在音乐的伴随下长大，美会让他获得丰富的精神世界，获得身心健康。

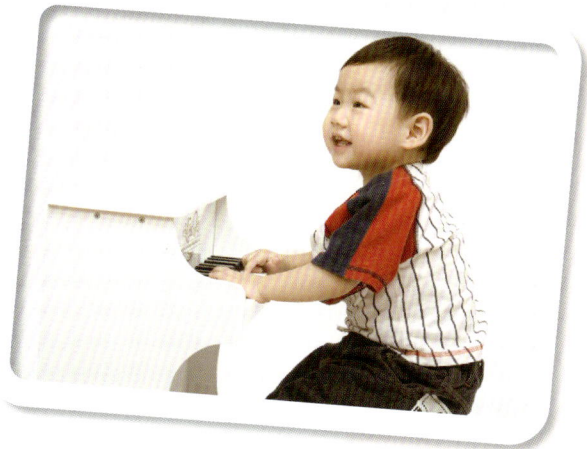

对婴儿来说，音乐教育最好的方式应该是玩音乐。把音乐融于生活、融于游戏，加上动作和情景，使学音乐变成轻松、有趣的过程。大人应及时发现和鼓励孩子的即兴表演，千万别禁止他发声和表演。比如他用小勺敲桌子、杯子和碗，并不断重复着乐此不疲，你要知道这是他在倾听不同的声音和节奏，这就是他的音乐。你还可以拿几个杯子装上多少不一的水，和孩子一起敲出音乐高低来。如果孩子能和你一起随着节奏"唱"起来，"跳"起来，那就更好了。在音乐中孩子的听力、记忆力、表现力和创造力都会获得提高。

小小特的生活中充满了音乐元素。洗澡时会叼着小鸭子咬出声响；吹喇叭时知道呼与吸都能让喇叭出声；放音乐时知道去找音箱；敲木鱼时知道不同的木鱼发出的声音不同；去敲空的冰激凌桶，会注意到不同大小的桶发出的声音也不一样；玩钢琴时会在低音区学大老虎，在高音区学小鸟叫。

陪宝宝一起读书吧

宝宝从一出生就具备学习的热情和能力。他用好奇的目光探寻着周围的一切，倾听着周围的各种声响。他喜欢妈妈的笑脸，知道妈妈奶垫的气味，听到妈妈的心跳声就会安静下来。这一切说明他不仅看得见，听得见，还记得住。这就是我们可以给孩子进行早期阅读的生理基础。心理学家告诉我们，如果我们忽视宝宝的学习热情，忽略了与孩子的沟通，那么宝宝就会变得对周围环境失去兴趣，对一切事物漠不关心。

有人认为刚出生的宝宝什么也不懂，没有必要给他念儿歌或诗词。其实，这个过程中孩子能从中体验韵律和节奏，和大人一起度过欢乐的时光。听着妈妈或爸爸的读书声，看着你的表情和动作，对他来说无异于享受。

当你边讲故事边抚摸他时，同时传递给他的一种关爱，一种积极的心态，这样的孩子安全感强，适应社会的能力强，具有良好的人格。

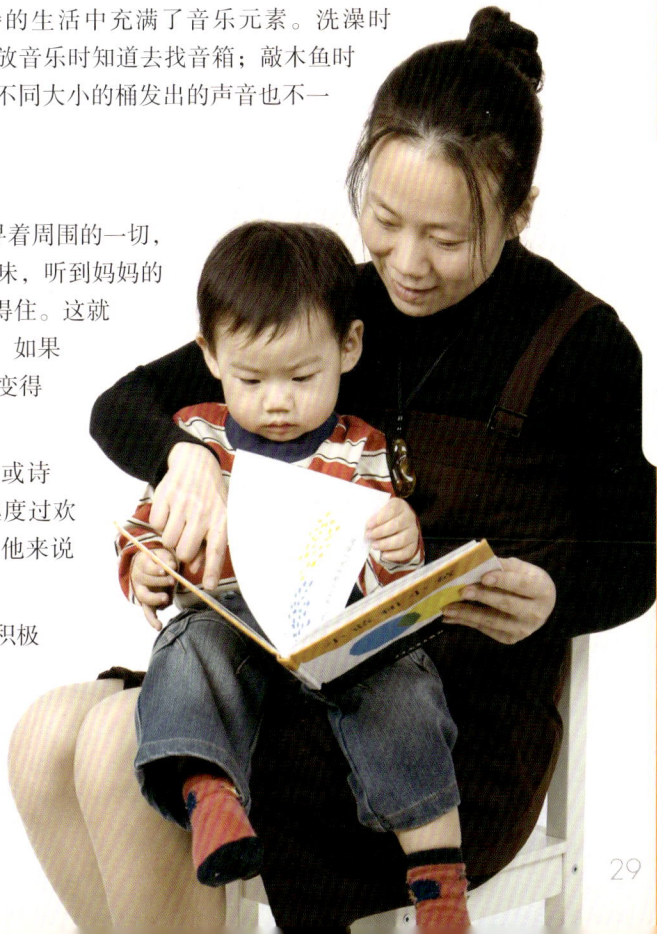

父母可能会关心怎样读？我的体会是：

母亲的怀抱是孩子最好的课堂。妈妈的声音，讲故事的韵律，孩子从中体会着阅读。

父亲参与阅读也是不可缺少的。孩子爱反复读喜欢的书，千万别厌烦，陪孩子反复读吧。正是在一遍遍重复中，种下了阅读兴趣的种子。

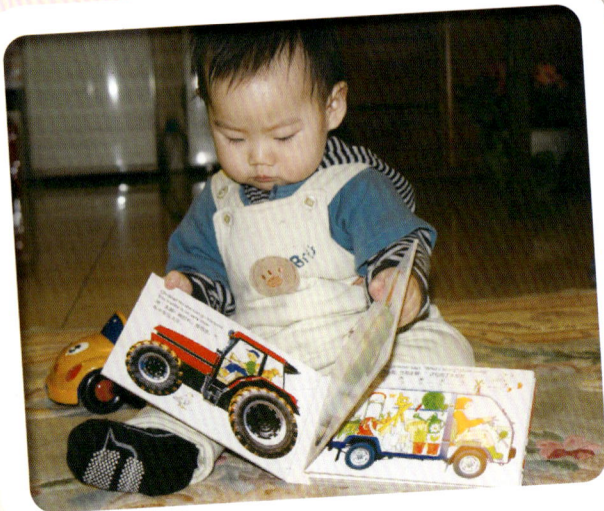

小小特最喜欢的书叫《小蓝和小黄》，一团蓝颜色代表了一个叫小蓝的孩子，一团黄颜色代表了一个叫小黄的孩子，他们一起玩耍、上课。一次拥抱使他们变成了小绿，导致父母不认识他们了。你能想到他们居然哭出蓝眼泪和黄眼泪，然后把各自的眼泪收拢又变回小蓝和小黄。这本书小小特百看不厌，百听不厌。还有一个收获是促使孩子对颜色敏感起来，他会在不同的书中去找蓝色的气球；在户外的儿童游艺场找到蓝滑梯和蹦床的蓝顶棚。

3

母乳喂养的

成功技巧

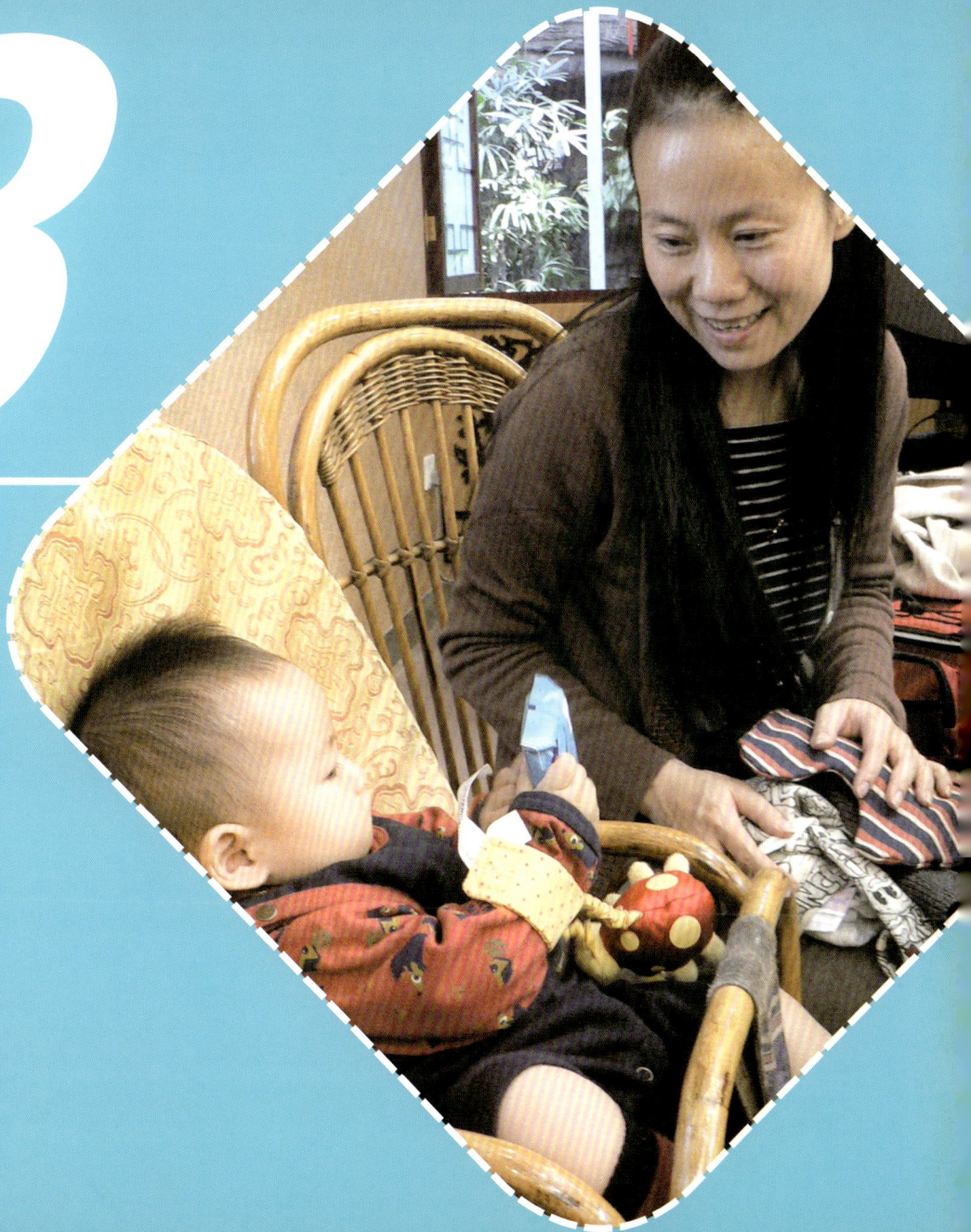

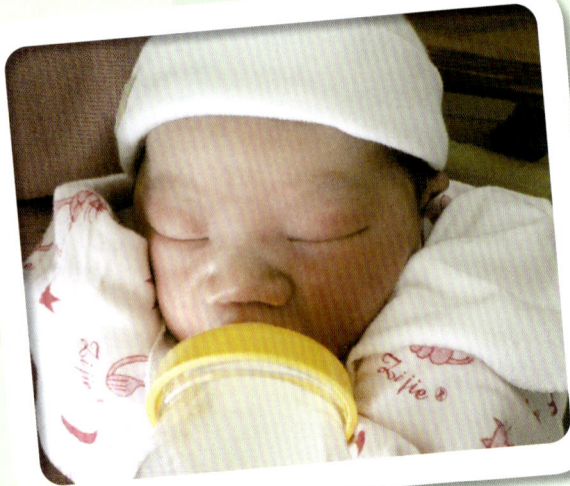

母乳喂养前喂养

最早接触母乳喂养前喂养的概念是在我自己生孩子时，那时生了孩子要喂自己的奶似乎是天经地义的事，但是没有哪个妈妈生了孩子马上就有奶，于是先喂糖水就成了惯例。现在回想起来心中暗暗感到欣慰，因为这样做既避免了新生儿可能出现的低血糖，又比喂普通奶粉减少了过敏的可能性。

20世纪90年代我国大力推行"爱婴医院"，其宗旨就是帮助妈妈实现纯母乳喂养。其中有一项规定就是孩子生后不许喂糖水或其他奶，而必须通过多吸吮母亲的乳房，刺激母乳更早分泌。直至2005年，美国的母乳喂养指南才指出，母乳喂养前喂养对于避免新生儿低血糖的重要意义——减少脑损伤。记得当时我还对喝其他奶制品可能引起过敏的问题和北京和睦家医院的崔玉涛大夫探讨过，最终大家认为避免低血糖，降低脑损伤更为重要并达成共识。正是这次讨论决定了我对外孙最早的喂养选择。

我女儿怀孕时有孕期糖尿病，虽然采取措施大约一周时间就得以有效控制，但是刚出生的小外孙则面临着新生儿胰岛素水平较高，有生后低血糖导致脑损伤的危险。这使我不得不采用母乳喂养前喂养来规避这一风险。但是日本育儿之神内藤寿七郎在《妈妈育儿必备》一书中提到"出生后哪怕只喝了30毫升全脂牛奶，其中的β-乳球蛋白也足以导致过敏"以及"纯母乳喂养才能规避这一风险"的有关论述，让我对"喂什么奶才能预防过敏"这个问题作了慎之又慎的选择。

最终，我选择了超级能恩适度水解配方奶粉。因为里面部分水解的牛奶蛋白既保留了抗原性能够预防过敏，水解后变小的蛋白质分子又不会导致过敏；同时它提供的能量还避免了低血糖，使我的外孙出生后不到1小时，血糖从3.4毫摩尔/升的低水平迅速达到正常水平，为我们得到一个健康宝宝打下良好基础。

第一口奶与过敏的关系

母乳喂养的婴儿发生湿疹或过敏症状，可能与早期接触普通牛奶配方的奶有关，即使是一滴牛奶也可以起到致敏的作用。而在婴儿刚出生母亲还未开始分泌乳汁的时候，医护人员给新生儿喂普通牛奶配方的奶，常常造成这种少量接触普通牛奶配方的情况，这种现象被称为"危险奶瓶"。为了避免"危险奶瓶"情况的发生，应建议所有需要配方奶喂养的婴儿，如果条件允许，从刚出生起就使用适度水解配方的奶粉。

过敏对儿童健康的影响不仅仅是当前所表现的症状，更具有长期的影响。在婴儿期的过敏常常表现为特应性皮炎、胃肠道症状和反复发作的喘息；随着年龄的增长，其主要表现可为支气管哮喘、过敏性鼻炎和过敏性结膜炎。这种现象被称为"过敏历程"。食物过敏反应（主要对牛奶蛋白和鸡蛋）通常是过敏历程的"第一步"，一般在孩子1岁之内发生，而到了三四岁时过敏主要表现为吸入过敏。因此早期特应性皮炎，比如湿疹等的发生常常预示着将来哮喘发生的可能性。所以避免食物性的过敏原对于预防和减少过敏性疾病的发生、促进宝宝的健康具有非常重要的意义。

过敏难以治疗，但可以通过母乳喂养、采用低敏婴儿配方奶粉、母亲（及婴儿）的营养补充剂（益生菌、长链多不饱和脂肪酸）和6个月后添加辅食等几项措施进行预防。

相关链接

益生菌：预防和治疗过敏性疾病的好帮手

益生菌可维持肠道健康，促进营养的消化吸收，对于母亲和婴幼儿都是有益处的。医生在临床上还将它用于治疗宝宝腹泻、便秘、厌食以及消化、吸收有问题的儿童保健。

最新的研究还显示，益生菌也是预防和治疗过敏性疾病的好帮手。2002年芬兰进行了一项很有趣的研究：科学家给两组怀孕的妈妈提供不同的膳食，一组妈妈使用含有益生菌的食物，另一组妈妈饮食中不额外添加益生菌。结果发现，食用益生菌妈妈所生的宝宝，湿疹发生率降低了50%。还有大量针对婴幼儿的研究显示，服用益生菌可减轻宝宝过敏性疾病尤其是湿疹的症状。

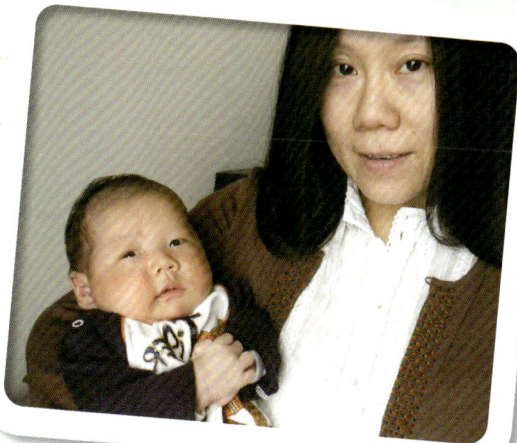

2 成功坚持纯母乳喂养6个月

母乳喂养的6大理由

营养成分及比例最合适。 母乳对于婴儿是一种营养最佳、最完全的天然食品，它含有婴儿期所需的蛋白质、脂肪、碳水化合物、矿物质、维生素、酶及水等，营养成分比例最合适，是婴儿无可代替的食品。母乳的营养成分和量会随着孩子长大不断地变化，以适应孩子的生长需要，所以母乳喂养儿童一般都能保证最佳的生长发育。他们很少像人工喂养的婴儿那样过于肥胖。

让宝宝头脑更聪明，眼睛更明亮。 据最新研究，母乳甚至可以提高宝宝智商。研究发现母乳中含有对脑发育有特别作用的牛磺酸，一种宝宝必需的氨基酸，其含量是牛奶的10～30倍。因此再也没有比母乳更好的天然智力食品了。母乳喂养的婴儿的视敏度高于人工喂养的婴儿，其中的奥秘在于母乳中的长链多不饱和脂肪酸家族对视觉敏锐度有着促进作用，其中最重要的是DHA（二十二碳六烯酸）和AA（花生四烯酸）。

增强宝宝的免疫力。 母乳中含有抗体及其他免疫物质，能抑制微生物生长，可保护婴儿免受细菌和病毒侵袭，从而减少宝宝呼吸道和肠道感染发生，少生病。母乳中不含常见的食物过敏原，又可抑制过敏原从肠道进入体内，因此母乳喂养还是预防婴儿食物过敏的好方法。使婴儿避免受细菌的感染，少生病。

最利于宝宝消化吸收。 母乳中的蛋白质分为乳清蛋白和酪蛋白，其中乳清蛋白量占2/3，营养价值高，在胃中遇酸后形成乳状颗粒，凝块较牛乳小，易于消化。人乳蛋白质为优质蛋白质，利用率高。脂肪中主要是中性脂肪，其中的甘油三酯易于吸收利用。

卫生安全，经济实惠。 母乳是新鲜、清洁无菌、温度适宜的营养食物，不需要特别的配比冲调，哺乳非常方便。由母亲直接抱着喂乳，肌体接触机会多，还能及时发现婴儿的冷暖、疾病，便于及早诊治。

促进母子亲情纽带的建立。 哺乳过程，是增进母子互动的一个重要时机。母亲的体味、拥抱和微笑，都给孩子构成了最佳的进餐气氛，有利于孩子的消化吸收。而孩子吸吮的强弱、身体的举动都被母亲清晰地感知着，使她能在第一时间掌握孩子的需求。我认为母乳喂养的孩子得到的不仅仅是物质营养，同时还得到了充足的精神营养，也可以说，宝宝吃进去的是奶，留在心中的是爱。母婴依恋的建立从第一次哺乳就已开始了。

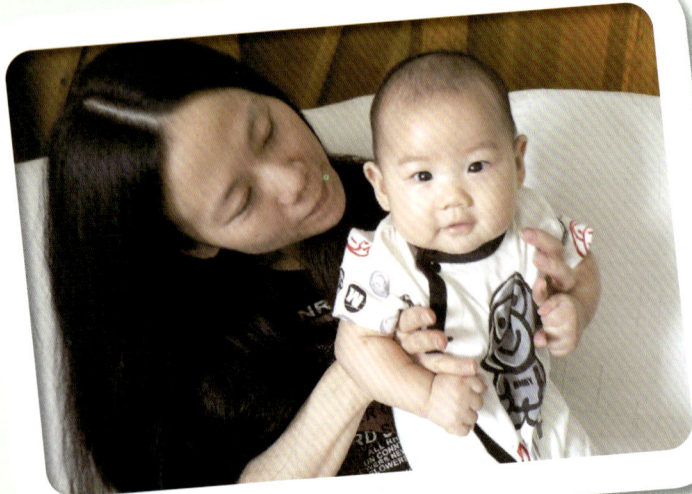

成功母乳喂养9个关键技巧

母乳是宝宝最佳的天然食品，而坚持母乳喂养并非一件容易的事情！

在第一时间里，新妈妈们最需要的是真实的帮助与支持。这里提供9个小技巧，希望能帮助妈妈坚持母乳喂养。

相信自己。 妈妈对自己能够胜任母乳喂养的自信心将是母乳喂养成功的基本保证。不论女性乳房的形状、大小如何，大多数妈妈都能制造出足够的奶水，从而带给宝宝丰富的营养。

保持好心情。母乳是否充足与新妈妈的心理因素及情绪情感关系极为密切。所以，妈妈在任何情况下都要不急不躁，以平和、愉快的心态面对生活中的一切。家中的成员在这个时期要多照顾新妈妈，多陪伴，多鼓励新妈妈。

多让宝宝吮吸。妈妈的奶水越少，越要增加宝宝吮吸的次数；由于宝宝吮吸的力量较大，正好可借助宝宝的嘴巴来按摩乳晕。喂的次数越多，奶水分泌得就越多。注意一定要让宝宝的嘴巴含住整个乳晕，才是有效的吮吸。同时每次喂奶都应给婴儿足够的时间吮吸，大致为每侧10分钟，这样才能让婴儿吃到哺乳后期分泌的后奶。后奶脂肪含量多，是宝宝吃饱的保证。

两边的乳房都要喂。如果一次只喂一边，乳房受的刺激减少，自然泌乳也少。每次喂奶两边的乳房都要让宝宝吮吸到。

吸空乳房。妈妈要多与宝宝肌肤接触，孩子对乳头的吮吸是母乳分泌的最佳刺激。每次哺乳要让宝宝充分吸空乳房，这有利于乳汁的再产生。当宝宝无法完全吸空乳房时，妈妈要用吸奶器吸出剩余的乳汁。

补充水分。哺乳妈妈常会在喂奶时感到口渴，这是正常的现象。妈妈在喂奶时要注意补充水分，或是多喝豆浆、杏仁粉茶(此方为国际母乳会推荐)、果汁、原味蔬菜汤等。水分补充适度即可，这样乳汁的供给才会既充足又富营养。

充分休息。新妈妈哺乳夜里因为要起身喂奶好几次，晚上大多睡不好觉。睡眠不足当然会使奶水量减少。哺乳妈妈要注意抓紧时间休息，白天可以让丈夫或者家人帮忙照看一下宝宝，自己抓紧时间睡个午觉。或者当宝宝睡觉时，你也同时睡下，争取有更多的睡眠时间。

按摩刺激。按摩乳房能刺激乳房分泌乳汁，妈妈用干净的毛巾蘸些温开水，由乳头中心往乳晕方向成环形擦拭，两侧轮流热敷，每侧各15分钟，同时还可配合下列按摩方式：

环形按摩：双手置于乳房的上、下方，以环形方向按摩整个乳房；

螺旋形按摩：一手托住乳房，另一手食指和中指以螺旋形向乳头方向按摩；

指压式按摩：双手张开置于乳房两侧，由乳房向乳头挤压。

避免乳头受伤。如果妈妈的乳头受伤、破皮、皲裂或流血并导致发炎时，就会影响乳汁分泌。为避免乳头受伤，妈妈要采用正确的喂奶姿势，控制好单侧的吮吸时间，否则很容易反复受伤。

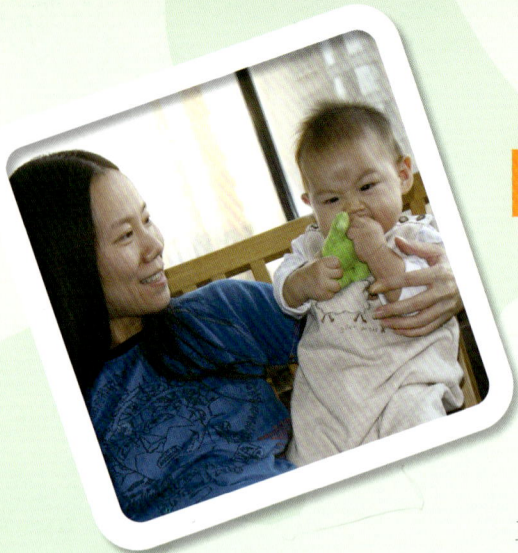

3 母乳喂养好经验

实现母乳喂养妈妈首先要有发自内心的愿望并认同母乳是给孩子最好营养的唯一选择的观念，其次是家人的支持和后勤保证。

我女儿母乳喂养成功，姥爷功不可没。从孕期到现在女儿和小小特的吃全是姥爷在买和做。我所做的主要是多带孩子，让女儿能多休息，提供一个温馨的育儿环境。适时进行营养监测和体重监测也是帮助女儿建立信心的必要手段。因为孩子长得好就是母乳充足的最好体现。

母乳喂养的成功和母亲的营养密切相关，黄豆炖猪蹄汤、鸡汤、鱼汤、白豆腐和血豆腐汤等对促进母乳分泌很有效。

小小特月子里最大的问题是夜里肚子不舒服，肠鸣、肠胀气影响了吃奶和睡眠。一开始我们也只是抱抱他，揉揉肚子，直到满月睡前增加了10~15分钟游泳才解决了这个问题。看来温水和运动起到了帮助肠蠕动的作用。只有解决了睡眠问题吃奶才能逐渐形成规律。小小特50天时夜里吃3次奶，最长可以连续睡三四小时。60天时夜间最长可以连续睡5小时以上。女儿上班以后，小小特要适应从纯母乳喂养到混合喂养。女儿下班回来他要多吃几次母乳，其实更多的是要满足他需要妈妈怀抱的心理需求。夜间母乳不足时，有时要加一次配方奶，每个环节都需要仔细地观察孩子的适应情况，并努力从多方面去适应他。

4 混合喂养阶段的注意事项

选对适合宝宝的配方奶粉

商店里配方奶粉品种繁多，价格不菲，宣传口号都很具诱惑力。有人认为贵的肯定好，也有人认为国外进口的比国内生产的好；还有人认为添加了某些营养素的好。根据我多年从事儿童保健的经验，在这里给家长提些建议：

- 除非存在不可克服的困难无法进行母乳喂养，不要轻易选择人工喂养。

- 由于各种原因无法实现母乳喂养，需要给婴儿人工喂奶时，不要选择鲜牛奶或用由牛奶直接干燥制成的奶粉。婴儿配方奶是最好的选择，因为它针对宝宝的消化能力和生理发展需要进行了改造，主要的营养成分尽可能地贴近母乳。

- 不要仅以价格判断优劣，选择时可以多注意一下营养成分和构成比例，选择符合国家标准的规定并贴近母乳的优良产品。

成分单位	母乳（100毫升）	小小特吃的1段配方奶粉（100毫升）	小小特吃的1段配方奶粉（100克）	中国国家标准（100克）
蛋白质（克）	1.3	1.5	11.5	10.0 ~ 20.0
乳清蛋白/酪蛋白	80:20	乳清蛋白水解物	乳清蛋白水解物	
脂肪（克）	4.2	3.4	26	≥20.0
亚油酸/亚麻酸	5 ~ 15	8.2:1	8:2:1	
碳水化合物（克）	7.4	7.6	57.7	
矿物质（克）	0.2	0.26	2.0	≤5.0
钠（毫克）	15	16	120	≤310
钾（毫克）	60	66	500	≤1000
钙（毫克）	30	41	310	≥300
磷（毫克）	15	21	160	≥150
铁（毫克）	0.76	0.8	6.1	5.0 ~ 11.0
锌（毫克）	0.4	0.5	3.8	2.0 ~ 7.0
维生素A（国际单位）	200	240	1800	1200 ~ 2600
维生素D（国际单位）	32.4	40	308	200 ~ 520
能量（千卡）	70	67	511	≥460

配方奶粉使用的注意事项

　　较好品牌的配方奶粉都备有特制的量勺，使用前应根据说明了解一勺配方奶粉和所需水量的比例关系。冲调时先在奶瓶中倒入40℃~60℃左右洁净的温水，水量应按刻度量准确，然后加入适量奶粉。每取一勺奶粉应当用消毒刀背刮平（有的奶粉罐专门设计了平槽刮口，也可用来方便地准确量取奶粉，妈妈们可以注意看产品包装上的说明），注意勺中奶粉既不能堆高也不能压实，否则兑出的奶可能过稠。过稠或过浓的奶可导致婴儿消化功能紊乱，轻则腹泻、便秘和肥胖，重则会损伤宝宝肾脏；冲调配方奶也忌过稀，长期食用太稀的奶会使孩子营养量不足，导致孩子体重增长缓慢，影响生长发育。

另外使用配方奶粉要注意奶粉有效期，过期奶粉不要给婴儿食用。奶粉打开后要及时食用，每次取用后要盖好盖子放在通风避光处，不可放入冰箱，以免受潮。

兑好的奶要当时吃，如果放置几小时后再吃，其中可能已繁殖了许多细菌，可能导致孩子腹泻。同时也应注意不要为怕浪费每次勉强孩子喝完剩余的奶，强迫进食造成的恶果远远超过那一点奶的浪费。

相关链接

怎样选含益生菌的婴幼儿食品？

为了让益生菌通过婴幼儿食品对宝宝健康发挥更好的作用，信誉好有实力的厂家不断地进行着深入的技术研发和改良。在选择时，父母首先要看婴幼儿食品中添加的菌种：比如选择婴幼儿配方奶粉，双歧杆菌是首选，因为双歧杆菌的使用历史最长、最安全；其次要看菌落数量：益生菌的计数通常以"菌落形成单位"来表示，每克奶粉或每毫升奶液中所含数量应大于一百万个（10^6）菌落形成单位。技术条件优良的厂家会在产品的包装上显示出益生菌的数量。

宝宝需要的奶量和水量的计算技巧

每个婴儿都是一个特殊的个体，需要的奶量存在差异是自然的，所以说"按书本喂不出好孩子"。这是警告父母不要机械地照搬书本喂孩子。

没有喂养过孩子、缺乏喂养经验的父母可以尝试以下的奶量和水量计算方法。

新生儿所需奶量与他的体重关系密切。应该按照他的实际体重每天所需要的总热量（总热卡）和总液量来计算。2000年中国营养学会的供给量标准为95千卡/千克体重，所需水量为1.5毫升／千卡。如果宝宝体重为3千克则每日需285千卡热量和427.5毫升水。配方奶粉包装上都已注明每100克奶粉所含的热能，一般都在500千卡，以某品牌的婴儿配方奶粉为例，100克奶粉含532千卡热能，每日如果需285千卡，则需54克奶粉。再根据量勺一勺的奶粉重量就可算出一天需几勺奶粉，然后匀在8次左右配制即可。所需水量只需用427.5毫升减去总奶量乘以88%（也就是奶中的水量），分别在两次喂奶间歇喂入即可。如果奶中的水量超过427.5毫升，就无需额外补充水分。

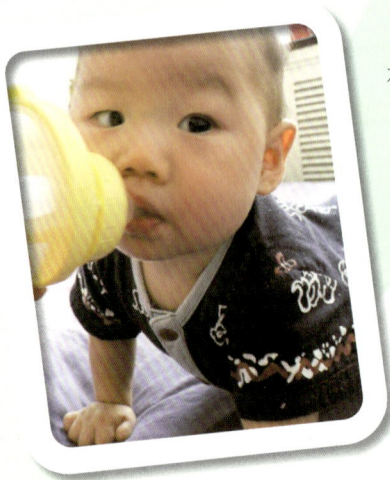

5 职场妈妈母乳喂养好建议

教会宝宝用奶瓶吃奶

很多母亲"果断"地决定上班前断母乳；因为产假短（有些白领妈妈产假不足3个月），有的妈妈干脆从开始就选择人工喂养，这都不是最好的办法。我们提倡妈妈上班后仍能坚持母乳喂养，并能至少将母乳喂养坚持到1岁左右，最好能坚持到2岁。但妈妈上班后一般白天很难坚持喂母乳，怎样做才能维持母乳的分泌量，做到哺喂母乳和工作两不误呢？首先妈妈自己要有将母乳喂下去的决心，并要获得家人和工作单位同事们的支持。

上班前要让孩子学会用奶瓶吃奶。可以在上班前1～2周就开始这个练习。最好是将母乳挤出，用奶瓶喂，每周练2～4次。如果孩子不习惯用橡皮奶嘴，可将奶嘴用温水泡一下或用母乳泡一下；选择孩子饥饿时开始练习。可由母亲之外的其他家庭成员来喂奶。当孩子可以顺利地喝下一瓶奶了，妈妈也就可以安心去上班了。

我女儿产后不到3个半月就上班了，但母乳喂养坚持到小小特9个月。这段母乳喂养的历程女儿走得很不容易。好在小小特出生后有用奶瓶喝配方奶和水的体验，因此他在由纯母乳喂养转为混合喂养时没有拒绝奶嘴。这为白天我用奶瓶喂奶减少了许多麻烦。

上班时间收集保存母乳的技巧

妈妈上班后，可以有意识地在早上上班前、下班回家后、夜间以及周末尽量多哺乳。如果每日哺乳不少于3次，将有可能保持住母乳分泌量。

若上班地点离家较近，可选择中午回家哺乳。事先应和家人或保姆达成默契，在你中午回家喂奶前一两个小时内不要喂其他奶，这样才能让孩子更多地吸吮母乳。

若上班离家较远，且连续工作时间超过6小时时，中间一定要挤一次奶。挤出的奶盛在干净容器中，如果有条件的话放入冰箱冷藏最好，下班带回家后立刻放入冰箱冷藏。第二天将奶焐热给孩子食用就行了。

我女儿上班后坚持母乳喂养也遇到了收集、冷藏母乳的难题。她是这样解决的：上班前购买了新安怡牌的系列用品，其中手动的吸奶器尤其好用，配套的储奶瓶大小合适，每天能从单位带回200多毫升的母乳，够小小特第二天上午一顿的奶量。女儿单位没有冰箱，就是有女儿也不好意思用它保存母乳。于是，女儿在家把一个饮料瓶装满水放入零下18摄氏度的冰箱冷冻室，离家前将冻得硬邦邦的冰冻饮料瓶取出放入一个冷藏袋（买冰棍用的）中，快中午时吸出母乳后

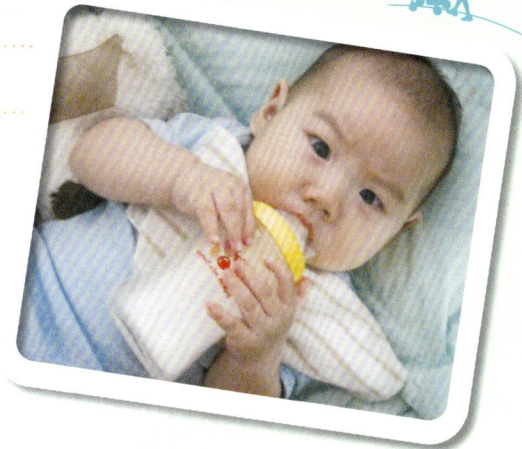

立即放入冷藏袋和冰瓶放在一起，下班带回家再立刻取出母乳放入冰箱冷藏室以备小小特第二天食用。

女儿下班后小小特特别黏妈妈，从女儿回家到睡前大约4小时要吃两三次母乳。我将这种现象看作孩子心理上对妈妈的需要。由于全家心态都很平和，认真对待混合喂养的每一个环节，小小特的生长发育没有因妈妈上班而受影响。女儿虽然很辛苦，但是为了自己的宝贝，上班后仍坚持了6个月的母乳喂养，直至母乳逐渐没有了为止。

另外，小小特5个月开始及时添加了泥糊状辅食，白天食物充足可以较好地帮孩子度过换乳期。我的体会是，做好泥糊状食物和母乳的合理搭配，安排好进食时间和间隔，也有利于把母乳喂养坚持下去。

6 宝宝半岁时营养需求及计算方法

你想了解宝宝营养够不够，把握各种营养素如何摄入，都可以根据宝宝所在的大致年龄段，用类似的方法做个计算。这样就能做到心中有数，就不会道听途说、人云亦云地给孩子随意添加他并不真正需要的一些营养保健食物了。

半岁～1岁婴儿的供给量标准

能量需求	95千卡/千克·天
蛋白质	1.5克～3克/千克·天
脂肪	占总能量35%～40%
碳水化合物	占总能量50%左右
钙	400毫克/天
铁	10毫克/天
锌	8毫克/天
维生素A	400微克视黄醇当量/天
维生素D	10微克/天
维生素B$_1$	0.3毫克/天
维生素B$_2$	0.5毫克/天
维生素C	50毫克/天

注：参考2000年版《中国居民膳食营养素参考摄入量》

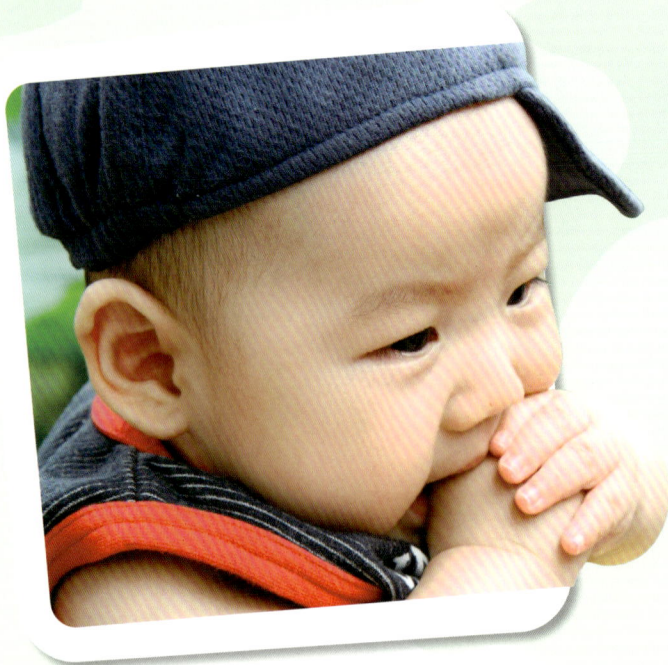

新手妈妈营养计算入门

首先按照上述半岁~1岁婴儿的供给量标准，以小小特为例计算出宝宝总的热量需求：

小小特半岁时一天的能量需求：95千卡/千克·天×8（千克）=760千卡

小小特半岁时一天的食谱举例

一天食谱	每种100克或100毫升食物所含能量	当天摄入量	当天摄入能量	占宝宝每天能量需求百分比
哺喂母乳3次+头天吸出保存的母乳140毫升	67千卡	700~750毫升	469~502.5千卡	85%
配方奶200毫升	67千卡	200毫升	134千卡	
米粉	372千卡	5克	18.6千卡	
苹果泥	40千卡	30克	12千卡	15%
鱼汤50毫升				
梨水70毫升				
			当天摄入总能量 约760千卡	

母乳和配方奶每100毫升所含能量为67千卡，估计小小特此时一天奶量在900~950毫升左右，从奶中大致可获得603~636.5千卡能量。大约可达到总需求的85%。

其余的15%约124千卡由辅食提供：

米粉5克含能量：372千卡/100克×5克=18.6千卡

苹果泥30克含能量：40千卡/100克×30克=12千卡

加上梨水和鱼汤中的能量基本上可以满足需求。

半岁后孩子每天对钙的需求是400毫克，母乳每100毫升含钙34毫克，750毫升含钙255毫克；200毫升1段配方奶中含钙82毫克，这两项加起来已达到337毫克，加上5克米粉含钙约30毫克，共367毫克，基本满足了一天400毫克的需求，更何况这些钙主要来源于吸收率最高的母乳呢。其他食物中的含量就不必细算了。因此小小特半岁前没有补钙。

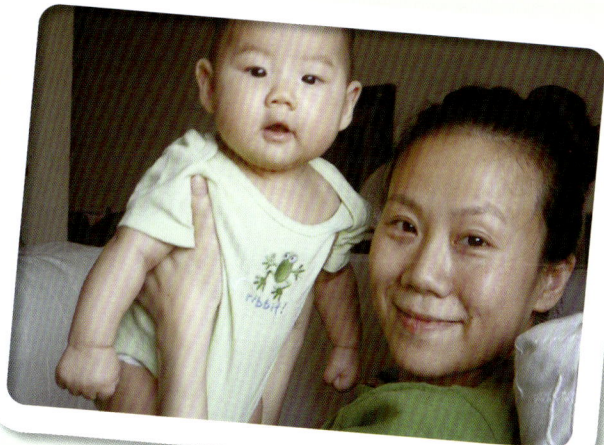

母乳喂养的成功技巧

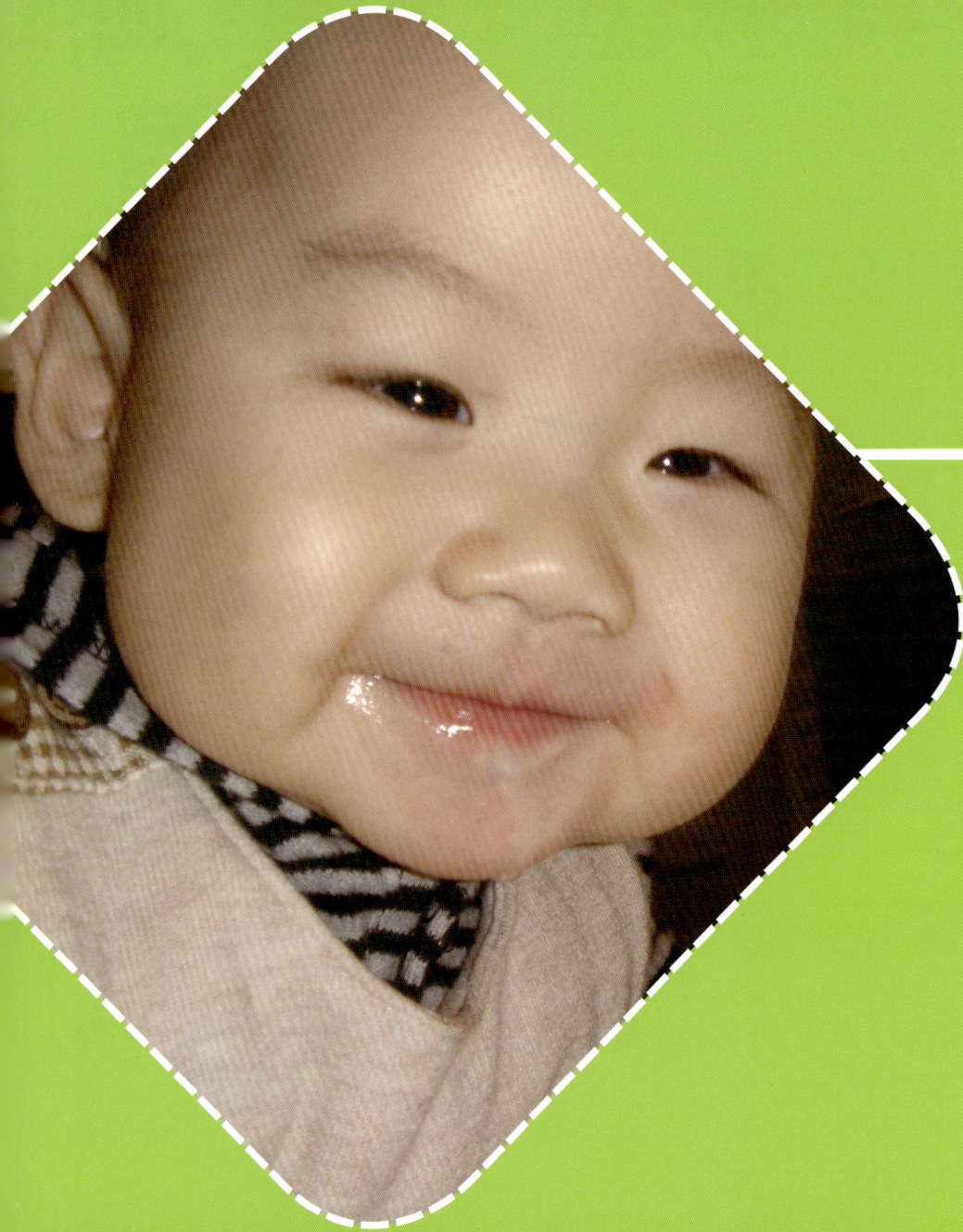

辅食添加
讲究多多

1 添加辅食的6大理由

辅食首先能补充母乳营养素的不足。孩子从出生到1岁体重增长了3倍，这么快速生长的物质基础就是营养。随着孩子一天天长大，半岁左右，母乳提供的营养素渐渐跟不上孩子生长需要了，这就使我们不得不增加泥糊状食物来弥补母乳营养素的不足部分。

添加辅食利于发挥孩子潜能。不能及时添加泥糊状食物会抑制孩子生长潜能的发挥。如果在某一阶段由于营养缺乏导致生长潜能被压制，那么错过这一阶段，提供再充分的营养，这部分已被压抑的潜能也无法再充分地发挥。

添加辅食能帮助宝宝锻炼消化和吸收功能。改变食物性状，将食物由稀至稠，食物颗粒由小到大，食物质地由软渐硬，都是为了锻炼孩子咀嚼能力，胃肠蠕动能力，消化酶活性等胃肠道的消化和吸收功能。

学吃也有关键期。孩子开始学吃泥糊状的辅食的关键年龄是4～6个月，7～9个月是孩子学习咀嚼的关键年龄，错过了关键期不利于养成良好的饮食习惯。

吃辅食还能满足宝宝的心理需要。食物添加期以完全断母乳为终结，这是孩子迈向独立的一个重要转折点。学吃泥糊状食品就是婴儿减少对母亲依赖的开始，也是精神断奶的开始。

辅食对启智有积极作用。融入家庭日常生活之中的儿童早期教育，其实就是利用孩子眼、耳、鼻、舌、身的视觉、听觉、嗅觉、味觉、触觉等感觉给孩子多种刺激，以丰富他的经验，达到启迪智力的目的。对婴儿来说，接触新的食物可以使感知更发达。当宝宝看到大人吃东西时表现出兴奋，比如眼睛盯着食物，张开小嘴等着大人用小勺喂，甚至口中无食物也做出咀嚼的样子等均说明他对吃感兴趣。而一旦有新的食物进入口中，舌头的触觉就在体验不同于液体食物的泥糊状食物的性状、软硬、颗粒大小；鼻子的嗅觉在闻着新食物的香气；舌头上的味蕾在尝着新食物的味道，这些感觉均传递到中枢神经系统形成丰富的神经通路从而促进脑发育。学吃的进程中孩子经历着喜、怒、哀、乐、满足感、被强迫进食、表达反抗等多种心理过程，这些体验也是通过添加泥糊状食物使其按生理规律健康成长的必然过程。学吃过程中手眼协调，精细动作练习等均有利于智力发展，加上良好饮食习惯的培养，必将利于孩子一生的健康的发展。

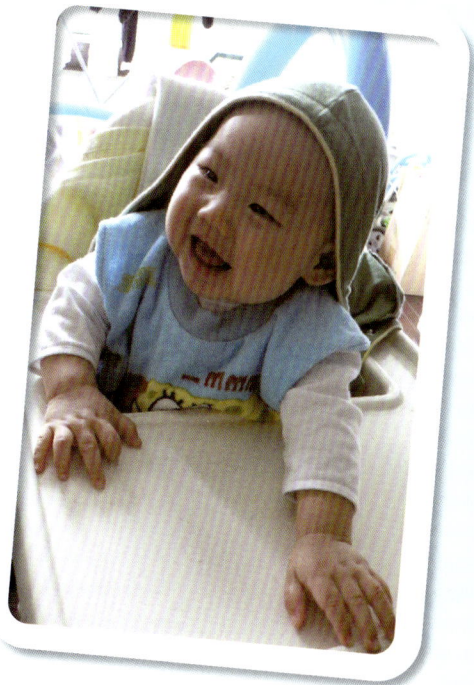

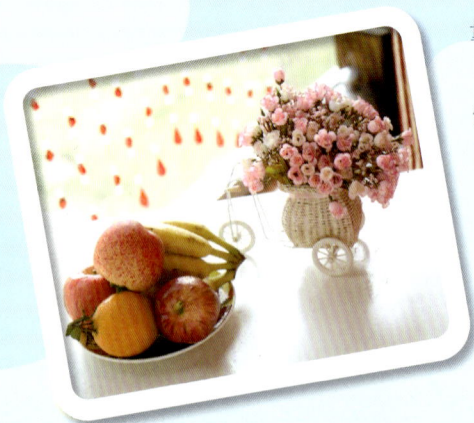

添加辅食总的原则应为循序渐进，具体原则可称为从一种到多种，从少量到多量，从稀到稠，从细到粗，少盐不甜，忌油腻。

从一种到多种的原则就是最初给孩子添加的泥糊状食物可选用米粉或自制的稀米粥。这是最安全不易引起过敏的食物。从第一天加喂第一种食物起要仔细观察孩子的神态、大便和皮肤。对每一种食品进行3～5天的观察，一是让孩子有适应新食物的时间；二是便于家长发现孩子对什么食物过敏。

从少量到多量的原则是从喂果汁、菜水起第1天喂1～2小勺，大约10毫升；第2天喂20毫升；第3天喂30毫升，直至每日最多喂果汁不超过50～100毫升，就是从少量到多量的喂养过程。蛋黄从每天1/4个到添加一整个需一个月左右，每日可吃一个蛋黄，亦遵循着由少到多的进程。

以谷类为例，从米汤到稀粥，从稀粥到稠粥，从稠粥到软饭，就是由稀到稠的典型演变。

细是指开始添加的泥糊状食物达到肉眼看不出颗粒的程度；粗则是一个逐渐演变的过程，它是指食物颗粒逐渐变大的一系列变化。

少盐是指开始给孩子添加泥糊状食物时不加盐，尤其是8个月之前。不甜是指少在孩子食物中加糖；少喂高糖、高碳水化合物类的食物；不喝或少喝糖水、饮料；尽量不给小婴儿选择含糖的钙剂等等。

忌油腻的原则主要是指忌油炸食物。

3 辅食的首选食物——婴儿营养米粉

2007年中国营养学会妇幼分会编著的《中国孕期、哺乳期妇女和0～6岁儿童膳食指南》明确指出：添加辅食的顺序为：首先添加谷类食物（如婴儿营养米粉），其次添加蔬菜汁/泥，然后水果汁/泥，最后添加动物性食物（如蛋羹、鱼、禽、畜肉泥/肉松等）。

首先添加婴儿米粉的理由有3个：不过敏、好消化和强化多种营养素。

婴儿营养米粉与家庭自制米粥营养比较

	200毫升米糊（用婴儿营养米粉调制）	200毫升米粥	婴儿营养米粉/家庭自制米粥二者比较
能量（千卡）	188	67.4	2.79倍
蛋白质（克）	3.05	1.28	2.38倍
脂肪（克）	≥0.75	0.24	3.13倍
碳水化合物（克）	41.15	15.62	2.63倍
钙（毫克）	300	0.6	500倍
铁（毫克）	4	0.04	100倍
锌（毫克）	≥2	0.352	5.68倍
维生素A（微克RE）	150~585	0	150倍以上
维生素D（微克）	2.5~7.5	--	2.5倍以上
维生素B_1（毫克）	≥0.28	0.012	23.33倍

注：米糊由50克雀巢营养米粉加4倍水可调成200毫升米糊；200毫升米粥则是由20克大米加200毫升水熬制而成的。

通过比较可以看出，强化了营养素的米粉明显优于家庭自制的米粥。所以，辅食添加首选米粉而不是自己熬粥喂孩子。

小小特养得比较精心，每一阶段该做什么，我们根据他的生理发展有序地进行着。

小小特100天时第一次尝到苹果泥的滋味，仅仅是尝尝而已。经过5天才给他3小勺苹果泥，10天达到40毫升左右。生后第一百一十一天试吃南瓜泥15毫升，转天吃到30毫升南瓜泥。几天后再试吃苹果胡萝卜泥，直至2007年6月18日小小特满4个月才开始加5克米糊。4天后米糊加到20克。之后桃泥、梨泥、香蕉泥、混合蔬菜泥、奶米糊等相继登场。这一过程严格地遵循着辅食添加由一种到多种，由少量到多量，由较稀和细腻的食物开始的多项原则。

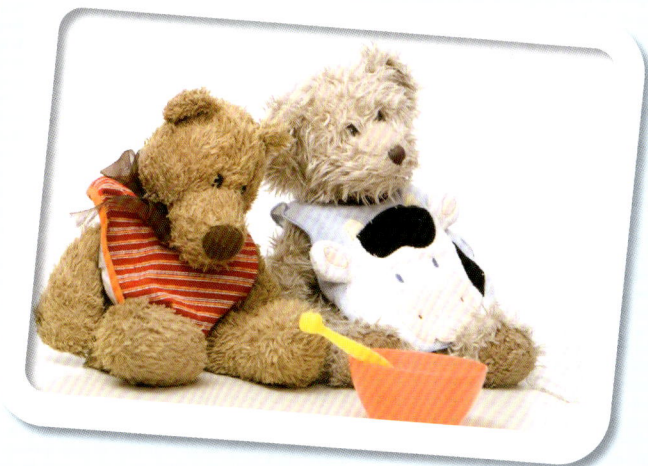

因为小小特没有过敏的问题，他快满5个月时，开始试吃蛋黄泥，从每天半个蛋黄逐渐加到一个蛋黄用了半个多月的时间。适应了蛋黄之后，开始加肝泥、鱼泥。5个半月之后开始吃1/8个蛋羹，这是由鸡汤和全蛋制作的，从此小小特完成了添加各种蛋白质类食物的尝试。

小小特开始加辅食时吃东西要哄，因此喂他需要耐心；同时还需要大人手眼协调能力极强，看到他张嘴，小勺中的泥糊状食物就要迅速地送进去。这也算是对大人的一种考验吧。

小小特7个月时每天母乳喂3～4次，配方奶400～500毫升，喂果水200～300毫升。我是这样做的，以苹果水为例，先将苹果切成薄片放入碗中，倒入刚好没过苹果的水，用微波炉加热3分钟即可。为了省事也可以用商店里销售的宝宝专用果汁加1倍水来替代。此时的果水可用苹果、梨、西瓜、葡萄等多种水果来制作，但要注意加1倍水。外出回来后最好还是喂一些白开水。

小小特现在1岁8个月，还不会自己吃饭。对此我不太着急，一方面我了解他的动手能力，比如他会穿珠子，会拿笔涂鸦，会一页一页地翻书；另一方面我觉得要允许他有一个学习的过程。

有关吃的练习其实很早就开始了，比如小小特4个月就会自抱奶瓶喝奶；6个月就会坐在小餐椅中自己吃磨牙饼干；8个月会站在大纸箱中一手挥动玩具，另一手自喂饼干。现在他会自己一颗一颗地捏起松子吃，也会用小勺将米饭送入口中，但是动作不够熟练，这和练习较少有关。

小小特从5个月零11天长出第一颗牙，之后的顺序是：满6个月2颗牙，满8个月4颗牙，满9个月6颗牙，满10个月8颗牙，1岁2个月12颗牙，1岁4个月16颗牙。小牙长得又快又好，整整齐齐亮晶晶的。由于辅食添加阶段泥糊状食物吃的时间较长，吃得比较细软，7～9个月时的咀嚼练习较差，小小特的咀嚼能力并不强，不肯大口咬食物，不好好咀嚼食物。这一点需要慢慢加强锻炼。

大约1岁半以后小小特才能好好吃粥和面条。但我相信随着生理能力的成熟加上有意识的练习，他学会自己吃饭不成问题。

4 宝宝辅食制作实用好方法

各种辅食制作巧招

6个月之后，宝宝逐渐添加辅食，可是新手妈妈缺乏经验，不用担心，参考下面的制作方法，你一定会成为厨房里的巧手妈妈。

TIPS 婴儿辅食制作注意事项

1. 选择新鲜、卫生的食物原料。 2. 根据婴儿的需要制作液体、半固体、固体辅助食品。

3. 多选择蒸、煮或炖的方式。 4. 不加盐，可加少量食用油。

菜水汁的制作

原　　料：新鲜绿色蔬菜，如青菜、菠菜、油菜、白菜等均可。

制作方法：取以上一种新鲜蔬菜，洗净，切碎；水烧开后，放入碎菜，煮5分钟，待温度适宜时用消毒纱布或清洁双层纱布挤压出菜汁，即可饮用。菜水（汁）要随煮随用，因为菜水（汁）放置后其中的维生素C会逐渐丢失。

果汁的制作

原　　料：新鲜的水果（橘子、橙子、柚子、西瓜等）。

制作方法：将水果洗净，使用果汁挤压器，或放在小碗里用小勺压出果汁，还可以用榨汁机。如鲜橘汁，可将新鲜橘子洗净，剥下橘肉，放在碗里用小勺压出橘汁，除去残渣后即可。

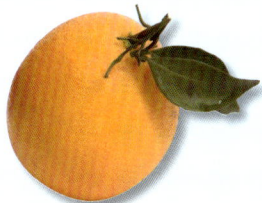

TIPS 关于果汁制作2个注意点

① 做果汁时一定要保持双手及使用器具干净，能煮沸消毒的要事先消毒好再用，刚做出的果汁可加温水稀释再给孩子饮用。

② 不要从市场上购买成人果汁给孩子喝，因为这些果汁大部分含糖量较高，且有防腐剂。自制果汁中含有丰富的维生素C和矿物质。

菜泥的制作

原　　料：胡萝卜、土豆、南瓜、红薯、青菜叶等。

制作方法：取新鲜胡萝卜或土豆、南瓜、红薯洗净、去皮，放入锅中蒸熟或加水煮熟，取出放在碗中用勺压碎。也可用青菜叶，用开水煮5分钟，将

果泥的制作

原　　料：新鲜的水果（苹果、梨、桃、草莓、香蕉、猕猴桃等）。

制作方法：将水果洗净，削皮，用勺子刮果肉，成泥状，即果泥。

辅食添加讲究多多

菜煮烂，将煮烂菜叶放在清洁不锈钢筛过筛，筛下的泥状物即菜泥。为增加口感，可加7～8滴油（熟植物油、香油等）。

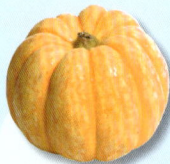

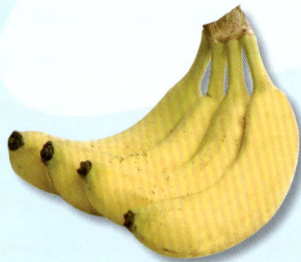

鱼泥、肝泥的制作

原　　料： 新鲜鱼类（如鲫鱼、带鱼等）、新鲜动物肝脏（如鸭肝、鸡肝等）。

制作方法： 取新鲜少刺的鱼剥去鱼皮、鱼头洗净，放入锅中蒸熟或加水煮熟，取出放在盘中反复清除鱼骨刺，即可食用或添加到粥、软面条中食用。

　　肝泥的制作方法与鱼泥类同，将新鲜的动物肝脏洗净，去筋切碎，放入碗中，加适量水蒸熟即可。

辅食制作举例

蛋黄米粉糊

鸡蛋一个洗净后煮熟（中火一般8分钟），或用蒸蛋器蒸熟。要煮老一点，保证蛋黄完全凝固。将鸡蛋剥去外皮，切开，露出蛋黄部分。将蛋黄放小碗中碾成泥。加入少量温水，再放入一小勺米粉，搅拌成糊状。

水果面包粥

普通粉面包1/3个，苹果汁、切碎的桃、橘子、杨梅等各1小匙。把面包切成均匀的小碎块，与苹果汁一起放入锅内煮软后，再把切碎的桃、橘子和杨梅等混合物一起放入锅内，再煮片刻即可。

蛋黄粥

大米2小匙、水120毫升、蛋黄1/4个。把大米洗干净加适量水泡1～2小时，然后用微火煮40～50分钟，再把蛋黄放容器研碎后加入粥锅内再煮10分钟左右。

胡萝卜粥

大米2小匙、水120毫升、胡萝卜末1小匙。把大米洗干净用水泡1～2小时，然后放锅内用微火煮40～50分钟，停火前不久加入胡萝卜末，再煮10分钟左右。

水果藕粉

藕粉或淀粉1/2大匙、水1/2杯、切碎的水果1大匙。把藕粉和水放入锅内均匀混合后用微火熬，注意不要巴锅，边熬边搅拌直到透明为止，然后再加入切碎的水果。

鸡肉末碎菜粥

大米粥1/2碗、鸡肉末1/2大匙、碎青菜1大匙、鸡汤、植物油少许。在锅内放入少量植物油，烧热，把鸡肉末放入锅内煸炒，然后放入碎菜，炒熟后放入白米粥煮开。

鱼肉松粥

大米25克、鱼肉松15克、菠菜10克、清水250毫升。大米熬成粥，菠菜用开水烫一下，切成碎末，与肉松一起放入粥内微火熬几分钟即成。

蔬菜肉末煮挂面

挂面1/2小碗、肝1块、虾肉1小匙、切碎的菠菜1小匙、鸡蛋1/4个、肉汤少许。把挂面切成较短的段儿，然后放入锅内，再放入肉汤一起煮，把肝切成碎末和虾肉、菠菜同时放入锅内，将鸡蛋调好后甩入锅内煮熟即可。

中国营养学会妇幼分会婴儿膳食建议举例

6月龄： 母乳喂养或婴儿配方奶粉，每天共800毫升奶量

辅 食： 以尝试食物味道，培养进食兴趣，不影响奶量为主
1~2勺稠粥（或10克~20克米粉）+1~2勺蔬菜泥（或1~2勺水果泥）+1/2~1个蛋黄
每天尝1~2次

7~9月龄： 母乳喂养或婴儿配方奶粉，每天共800毫升奶量

辅 食： 1餐饭（谷类+动物类食物+蔬菜）+1份小点心（水果、面包片、饼干）

每 餐： 60克软饭（40克米粉）+ { 30克肉（鱼肉泥、猪肉泥、肝泥） 或1/2~1个蒸蛋羹 } +60克菜

即： 2勺软饭+1/2~1勺肉或半个蛋+2勺菜

10~12月龄： 母乳喂养或婴儿配方奶粉，每天共600~800毫升奶量

辅 食： 2餐饭（谷类+动物类食物+蔬菜）+1份小点心（水果、面包片、饼干）

每 餐： 60克软饭（40克米粉）+ { 30克肉（鱼肉泥、猪肉泥、肝泥） 或1/2~1个蒸蛋羹 } +60克菜

即： 2勺软饭+1勺肉或半个蛋 + 2勺菜

摘自《中国孕期、哺乳期妇女和0~6岁儿童膳食指南》

宝宝专用辅食能带来方便

婴儿米粉方便冲调，容易控制用量，省得父母天天煮粥，各种菜泥也给宝宝提供了更多的选择。当要带宝宝外出或是没时间做辅食的时候，可以备上一些。瓶装婴儿果汁是专为婴儿准备的纯天然、原汁原味的果汁，采用先进的真空包装而达到保鲜的目的。家长没有时间制作果汁时，它是适宜的替代品。一般开瓶后倒出需用量应立即盖好瓶盖放入冰箱冷藏，这样保鲜时间可达48～72小时。再次饮用前可提前取出，等果汁达室温后再喂婴儿；如果急于饮用也可放在温水中温热，但不适宜在明火上高温加热，否则会破坏维生素C。

我给小小特喂瓶装果汁也兑1～2倍水，为的是不让他习惯吃太甜的东西。自己做果水我常用微波炉，又快又干净，你也可以试一试。

断母乳后小小特还有一样每天必吃的经典食物，就是鸡汤蒸蛋羹。先用凉水炖鸡汤，开锅后改成小火炖，这样炖出来的鸡汤像白开水一样清澈透亮。炖好的鸡汤晾凉了撇去上面的油就可以用来蒸蛋羹了。你可以把炖好的汤分别放在多个100～200毫升的容器中，速冻保存。下一次做食物时每次化开一个使用，就会很方便。

由于汤中富含鸡肉中炖出来的蛋白胨类的物质，蒸出来的蛋羹鲜嫩适口，营养丰富。可是大人老跟着吃鸡也会吃腻，于是姥爷就琢磨出来一个好方法，那就是用鸡架替代整鸡，效果也不错。

辅食要在吃奶前吃，以增强宝宝对辅食的兴趣。每次吃完辅食后，要给宝宝喂一些白开水，清洁口腔。

5 保证奶的摄入量是7～12个月孩子营养的基础

7～12个月的孩子配方奶每天建议总量为600～800毫升。那么，此时已经断了母乳的孩子就应该坚持喂第二阶段的配方奶。

2段配方奶营养素含量表

一般孩子断母乳都在半岁以后，因此，我们可以用婴儿2段配方奶来分析这个问题。先看看2段配方奶到底含多少营养素：

配方奶	能量	蛋白质	脂肪	碳水化合物	维生素D	铁	锌	钙
100毫升	67千卡	2.1克	3.04克	7.8克	61国际单位（1微克相当40国际单位）	1.1毫克	0.8毫克	65毫克
600毫升	402千卡	12.6克	18.24克	46.8克	366国际单位（1微克相当40国际单位）	6.6毫克	4.8毫克	390毫克
800毫升	536千卡	16.8克	24.32克	62.4克	488国际单位（1微克相当40国际单位）	8.8毫克	6.4毫克	520毫克

注：均以2段婴儿配方奶为例

与供给量标准对照一下可以看出孩子的绝大部分营养仍然需要由奶来提供。

我和女儿对母乳和婴儿配方奶都有足够的信心，我们努力保持小小特半岁～1岁每天的奶量不少于600～800毫升，1岁之后（现在小小特已经1岁8个月了）每天奶量仍不少于500毫升。以小小特1岁时一天的饮食为例，早上6点50分喝配方奶280毫升，中午1点50分喝配方奶250毫升，晚上9点50分喝加了米粉的配方奶280毫升，这一天共喝配方奶810毫升。另外，还吃了1/3根香蕉，1个蛋羹，1碗鸡汤，2片牛肉，少许火腿肠和饺子，果水610毫升，白水180毫升。

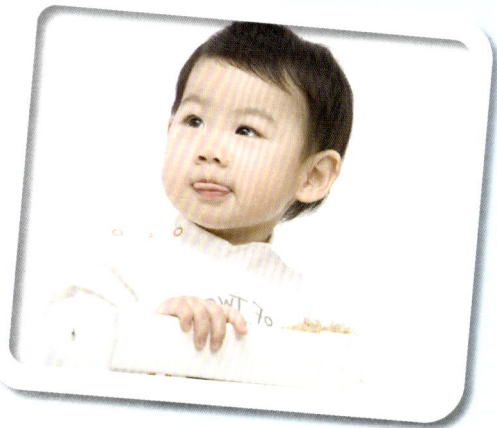

辅食添加和保证奶量并不冲突，关键是不要用过多的辅食干扰了孩子的奶量。粥喝得再多，也没有配方奶的营养全面。据我观察半岁左右吃较多米、面类主食，体重达10公斤以上的孩子，1岁时的生长发育情况不如小小特这样按着生长速率生长的孩子，所以在儿童饮食中贯彻现代营养观，讲究食物多样、平衡和适量是十分重要的。

对0～3岁的孩子来说，配方奶更适合于他的营养需要。

营养专家和儿保专家不断强调：3岁以下，奶和奶制品仍是孩子主要的营养来源。而且主张一生不断奶。从中不难看出喝奶对于人类健康的重要性。

有些家长仍认为孩子一旦能吃固体食物，就可以不再喝奶了，当你问他你的孩子每天喝多少奶，他常回答："我的孩子已经能吃饭了。"不少家庭在宝宝3岁以后，认为牛奶是可有可无的食品。

我们在选择奶或奶制品时，还需注意：不要用乳酸菌饮料来替代配方奶或酸奶。虽然它含有牛奶成分，但它是饮料——所含蛋白质、脂肪、碳水化合物和钙等营养素比牛奶少得多，不能满足宝宝的营养需要。

为了宝宝的健康，让我们和孩子一起养成终身不断奶，天天饮奶的习惯吧。

6 1岁宝宝的营养需求及计算方法

1岁婴儿的供给量标准

能量	蛋白质	脂肪	碳水化合物	钙
男孩 1100千卡/天；女孩 1050千卡/天	35克/天	占总能量35%～40%	12克/千克·天	600毫克/天

铁	锌	维生素A	维生素D	维生素B$_1$	维生素B$_2$	维生素C
12毫克/天	9毫克/天	500微克视黄醇当量/天	10微克/天	0.6毫克/天	0.6毫克/天	60毫克/天

（参考2000年中国营养学会居民膳食营养素参考摄入量）

注：1岁以内宝宝体重增长迅速，一般按95千卡/千克·天来计算能量需求较准确。1岁以上宝宝生长速度放缓，所以可以用1050～1100千卡/天来计算宝宝的能量需求。

小小特1岁生日当天食谱举例

小小特当时一天应摄入的热卡是：9.9千克×95千卡/千克=940.5千卡。

一天食谱	每种100克或100毫升食物所含能量	当天摄入量	当天摄入能量	占宝宝当天能量需求百分比
配方奶	67千卡	830毫升	556.1千卡	59%
米粉	372千卡	25克	90千卡	
蛋羹（1个鸡蛋+150毫升鸡汤）		1个	71.5千卡	23%
果汁		1瓶	52.25千卡	
饼干		2块		
		当天摄入总能量	约940千卡	

上表为2008年2月18日小小特满1周岁那天食谱。这一天共喝830毫升配方奶，吃米粉25克，蛋羹1个（1个鸡蛋+150毫升鸡汤），果汁1瓶，饼干2块。从830毫升配方奶可以获得556.1千卡的热量（830毫升×67千卡/100毫升），25克米粉约可获得90千卡的热量（25克×360千卡/100克），1个鸡蛋相当于50克重，可提供71.5千卡热量，果汁1瓶可提供52.25千卡热量，共计769.85千卡，比供给量建议的少170.65千卡。但是饼干、鸡蛋等没有算进去，应该差不多。再看看小小特生长情况：体重9.9千克，身长77厘米，头围46.5厘米，8颗牙。一切都符合标准和我的预期。

大家还会关心小小特有没有补钙，可以告诉你，没补。因为830毫升配方奶提供了539.5毫克钙（830毫升×65毫克/100毫升）；25克米粉提供了151.75毫克钙（25克×607毫克/100克），二者相加为691.25毫克钙，高于1岁儿童600毫克/天的建议量，所以没有必要额外添加。

通过对小小特半岁和1岁的两次营养计算，相信你也可以对孩子的初步的营养计算方法有所了解，希望你也能时常地算一算，做到心中有数。

成为营养计算高手妈妈的4步骤

第1步：了解一些营养计算需要的基本常识。

父母要多少有一点营养计算知识，才能给孩子提供平衡、适量的膳食。孩子一天吃多少是由他一天能量的总需求决定的，而提供能量的营养素——蛋白质、脂肪、碳水化合物在平衡膳食中又存在着一定的比例关系，以上两点是我们做营养计算的基础。

孩子处于不同年龄段，每千克体重每天所需的能量是不同的。2000年中国营养学会推荐的每日膳食中营养素供给量标准是1岁宝宝95千卡/千克·天。蛋白质、脂肪、碳水化合物所提供的热卡比例为8%～15%：35%～50%：50%（35%～65%）。而三者每1克重量所能产生的热卡也是不一样的：蛋白质和碳水化合物每1克可产生4千卡热量，脂肪每1克可产生9千卡热量。因此，从每日所需各种营养素应提供的热卡数可换算出所需的该营养素的重量。

第2步：按体重计算总能量需求。例1岁男宝宝11千克体重，他一天总能量需求为1100千卡。

第3步：根据营养知识进行营养搭配。

奶：1岁宝宝每日应喝奶600～800毫升，如果宝宝每日还可吃到750毫升母乳，则按每100毫升母乳可提供67千卡热量算出孩子可从母乳中获得503千卡热量。

其他食物：用1100千卡减去503千卡，得出需从其他食物中需获得597千卡热量。针对按15%来自蛋白质、35%来自脂肪和50%来自碳水化合物的原则，对597千卡热量进行配比，可以把热量来源分解为：蛋白质89.5千卡，脂肪208.9千卡，碳水化合物298.5千卡，分别除4或9得出每日需求：蛋白质22.4克，脂肪23.2克，碳水化合物74.6克。再换算一次就可变成食物的需要量。碳水化合物一般由米、面等主食提供，74.6克大概可理解为每日1两半粮食；23.2克油可按1汤勺半来掌握（1汤勺约15毫升或15克）；蛋白质换算比较复杂，但你可简单理解为1个鸡蛋7克蛋白质，100克瘦肉20.3克蛋白质，要提供22.4克蛋白质约需1个鸡蛋外加1.5两肉。

第4步：搭配宝宝一天食谱。

1岁宝宝1天吃750毫升母乳（或配方奶）+1两半粮食+1勺半油+1两半肉（肉、禽、鱼、虾、豆腐可替换）+1个鸡蛋+2两蔬菜水果，就比较合适了。

辅食添加讲究多多

消化好，健康肠道的贡献远不止于此

儿童时期是人一生中生长发育最快的时期。需要的热能、蛋白质、维生素、矿物质、水等营养素均远远高于成人。因此为了利于代谢与营养吸收（包括微量元素和维生素），关注和保持宝宝的肠道健康很重要。随着研究的深入，健康肠道所能起到生物、化学、免疫屏障作用也越来越受到重视。肠道和皮肤一样接触外界细菌和病毒，所以，它不仅是吸收营养的场所，也是机体防御的最前线。很多医疗专业人员和父母开始关注通过促进宝宝的肠道健康从而提高宝宝免疫力减少疾病发生的方法，所以，对肠道健康起着重要作用的益生菌开始广为人知。

相关链接

有益菌≠益生菌

在人体的肠道中，有成千上万的细菌，这些细菌可以分成三类。一类是对人体有益处的"有益菌"，如双歧杆菌、乳酸菌等；第二类是条件致病菌，如大肠杆菌，这类细菌在肠道中维持一定的数量，但数量一旦过多，会引起健康问题；第三类是致病菌，如葡萄球菌，这些细菌会引起肠道感染、腹泻，越少越好。有益菌有许多菌种（株），当人们将有益菌进行挑选、培养、驯化并大量工业化生产添加到食物中，这些有益菌就通过摄食，并经受胃酸和胆汁的考验到达肠道定植，从而对人体起有益的作用，这样的有益菌，我们就称它们为"益生菌"。对于添加到婴儿配方奶粉中的益生菌，双歧杆菌应用得最为广泛。目前，美国食品及药品管理局和欧洲食品安全管理局已批准双歧杆菌（B.Lactis）可添加到初生婴儿的配方奶粉中。

肠道健康宝宝才能睡个好觉

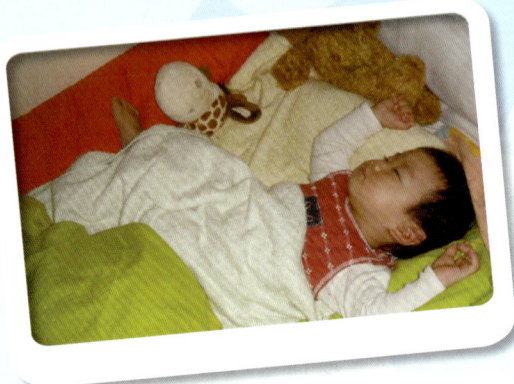

宝宝小时因肠胀气夜间哭闹是很多家长都遇到过的烦心事。小小特还在月子里夜里就常有肚子不适的情况。那时我们已经是纯母乳喂养了，怎么办呢？最简单的方法是揉揉肚子，竖抱拍背走一走；还有就是每天吃1克妈咪爱（一种含益生菌的制剂）；第三个方法是每晚睡前让小小特游泳15分钟左右。这些措施综合起来还是挺有效的。

小小特混合喂养选择添加配方奶时，我慎重比较了配方奶粉中营养素含量，还了解了这些配方奶粉是否对奶中的蛋白质做了更易消化的分解加工。其中是否强化了有益肠道健康的益生菌，也作为一个选择要素。这些为孩子日后的肠道健康打下了好的基础。小小特从小到现在1岁8个月没有出现过便秘的现象，这得益于母乳喂养和含益生菌成分的配方奶粉。一年多的喂养实践和观察证明了我当初的选择是正确的。

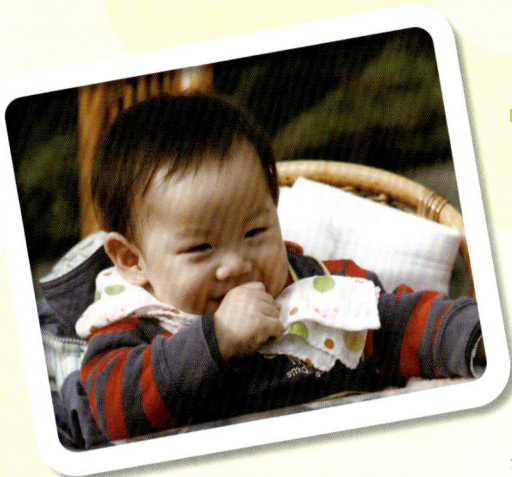

关键词1 快乐就餐

喂宝宝吃饭，的确是件很繁琐的事。只要父母不把它当任务，而带着享受的心情，就可以让宝宝学吃饭变得快乐起来。孩子半岁以后，父母也许会把给宝宝做饭吃看做一天中非常重要的一件事情来做。可是孩子并不理解你的心情，甚至对你忙乎半天准备好的食物表示拒绝。对于他紧闭的双唇，胡乱挥舞的双手，有时你真会火冒三丈，难免想大声批评。面对这种情况，不要着急，也不要因为怕浪费硬塞给他。或许是食物（大小、味道、温度、软硬等）或喂法有问题；还可能是宝宝困了或者没有食欲，要耐心找到真正的原因！千万不要吃饭时孩子满地跑，家长追着喂。正确的做法是引导孩子定时坐在固定位置上主动进餐。

关键词2 固定就餐时间

不要轻易打乱好不容易固定下来的吃饭时间。按照比较固定的时间、顺序并在固定位置进餐，利于让宝宝慢慢建立吃饭的概念。他长大以后也会养成定时吃饭的好习惯。孩子1岁后，一日三餐已成为他的生活的重要组成部分，固定时间进餐对孩子来说是养成规律的关键。如果父亲回家晚影响了用餐时间，那么成人可以等，而孩子还是应该到点就吃饭，不要因为大人生活的不规律而打乱了孩子的生活节奏。

关键词3 吃饭专心

妈妈哺乳或喂食时，要暂时忘掉其他杂事，专心地做好这一件事。如果妈妈一边饶有兴致地看电视，一边心不在焉地给宝宝哺乳或喂食，或是喂宝宝时心神不定，宝宝会敏感地察觉到妈妈的这种不安而变得不安起来。边讲故事边

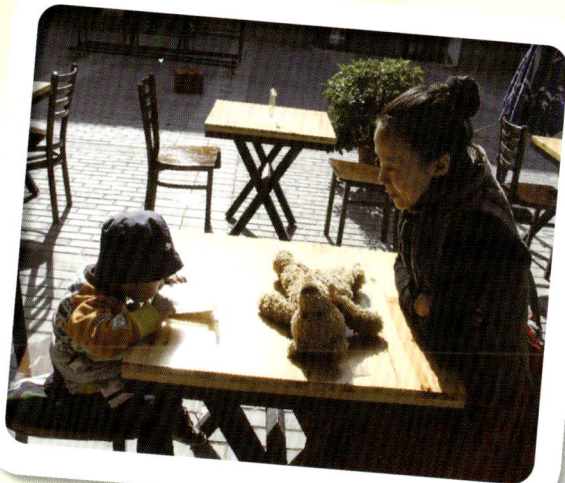

培养饮食好习惯的
9个关键词

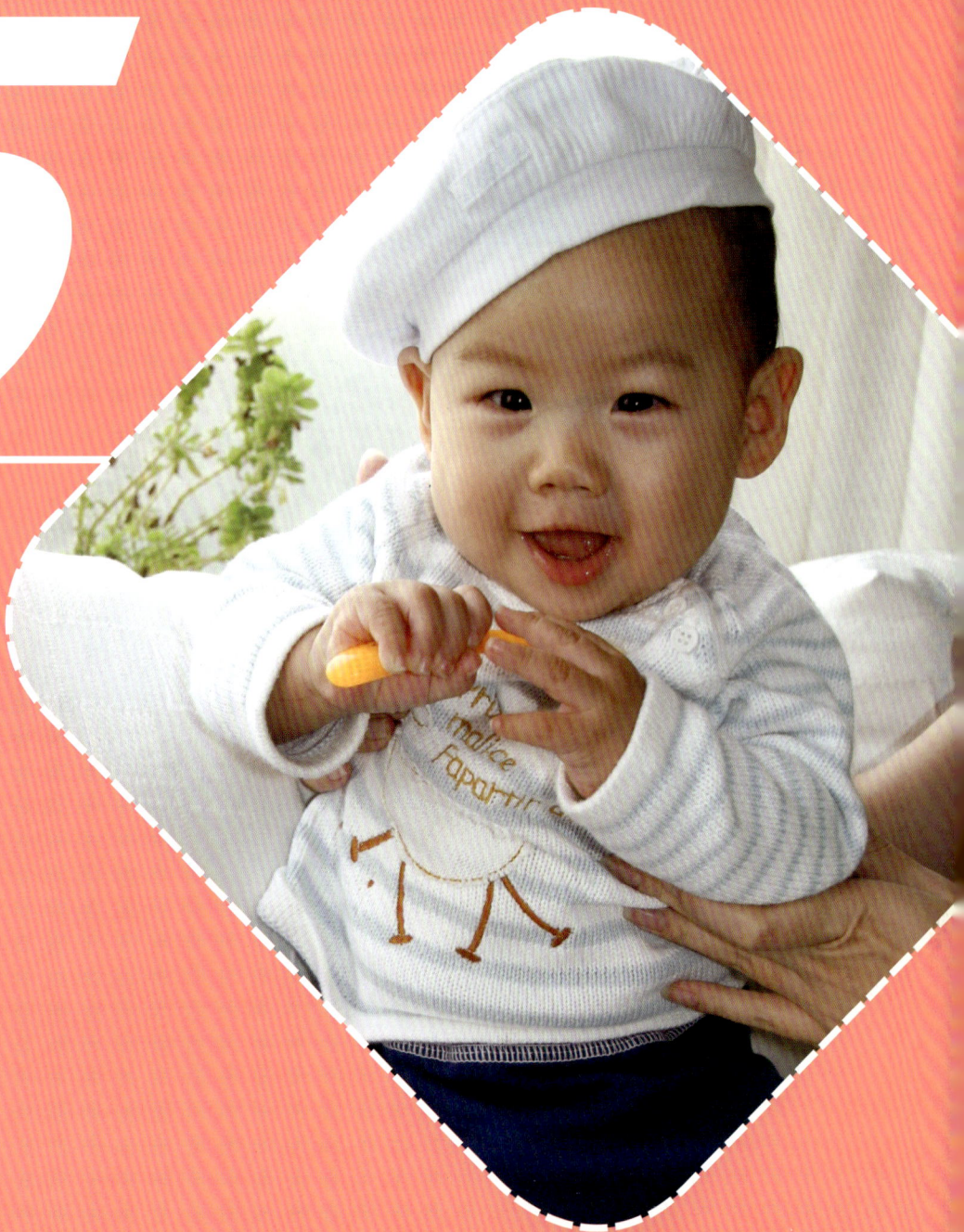

5

培养饮食好习惯的
9个关键词

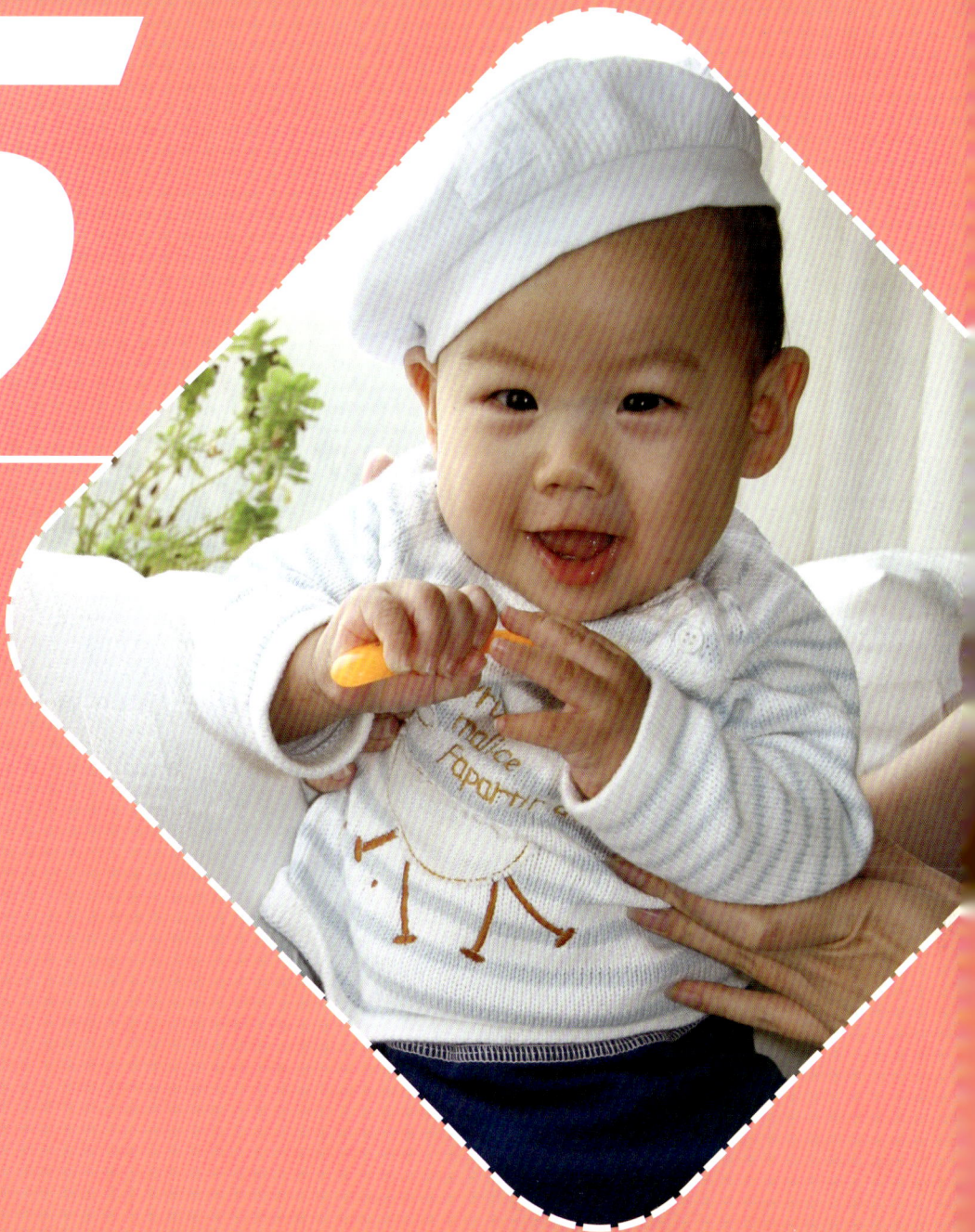

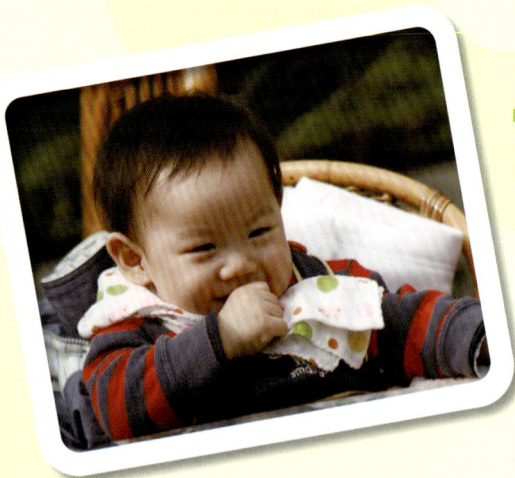

关键词 **1** 快乐就餐

　　喂宝宝吃饭，的确是件很繁琐的事。只要父母不把它当任务，而带着享受的心情，就可以让宝宝学吃饭变得快乐起来。孩子半岁以后，父母也许会把给宝宝做饭吃看做一天中非常重要的一件事情来做。可是孩子并不理解你的心情，甚至对你忙乎半天准备好的食物表示拒绝。对于他紧闭的双唇，胡乱挥舞的双手，有时你真会火冒三丈，难免想大声批评。面对这种情况，不要着急，也不要因为怕浪费硬塞给他。或许是食物（大小、味道、温度、软硬等）或喂法有问题；还可能是宝宝困了或者没有食欲，要耐心找到真正的原因！千万不要吃饭时孩子满地跑，家长追着喂。正确的做法是引导孩子定时坐在固定位置上主动进餐。

关键词 **2** 固定就餐时间

　　不要轻易打乱好不容易固定下来的吃饭时间。按照比较固定的时间、顺序并在固定位置进餐，利于让宝宝慢慢建立吃饭的概念。他长大以后也会养成定时吃饭的好习惯。孩子1岁后，一日三餐已成为他的生活的重要组成部分，固定时间进餐对孩子来说是养成规律的关键。如果父亲回家晚影响了用餐时间，那么成人可以等，而孩子还是应该到点就吃饭，不要因为大人生活的不规律而打乱了孩子的生活节奏。

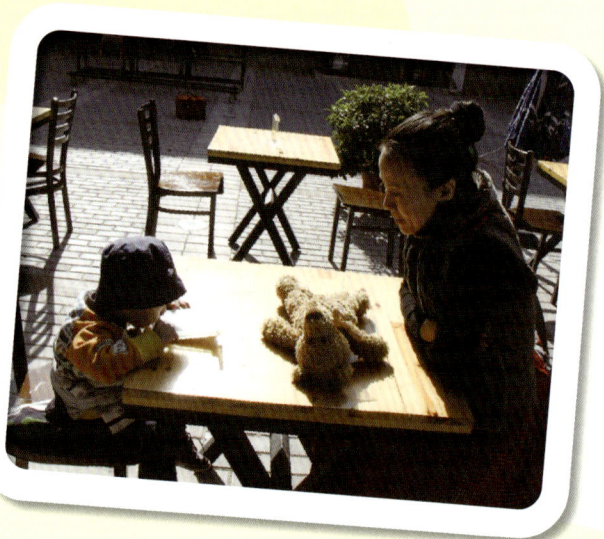

关键词 **3** 吃饭专心

　　妈妈哺乳或喂食时，要暂时忘掉其他杂事，专心地做好这一件事。如果妈妈一边饶有兴致地看电视，一边心不在焉地给宝宝哺乳或喂食，或是喂宝宝时心神不定，宝宝会敏感地察觉到妈妈的这种不安而变得不安起来。边讲故事边喂饭，边看电视边吃饭，一顿饭长达一个多小时，这些做法都不利于孩子生长。

如果宝宝吃饭时边吃边玩不专心，父母可以多用眼神、语言交流引导宝宝，帮他养成专心进食的好习惯。宝宝1岁后，努力改善一下进餐气氛和调整食品种类，也利于吸引宝宝吃饭的兴趣。可也有些宝宝不管怎么说都听不进去，一口饭含在嘴里就是不咽；手上拿着食物不往嘴里送，捏着玩或满地扔，还有的拿勺子在碗里乱搅，就是不舀起来吃……也可以认为这就是宝宝不饿，先把饭菜收走。一般一餐饭的时间不应总在半小时以上，超过时间你就可以尝试收走。几次之后孩子会明白吃饭要专心，否则就没得吃。有人管这叫"恶（饿）治"，其实对1岁左右还不太懂得道理的孩子来说，偶尔用用这招还是挺灵的。另外，把食物在收走半小时或1小时后原封不动地端出来给孩子吃，这时宝宝已经饿了，常会吃得很专心。

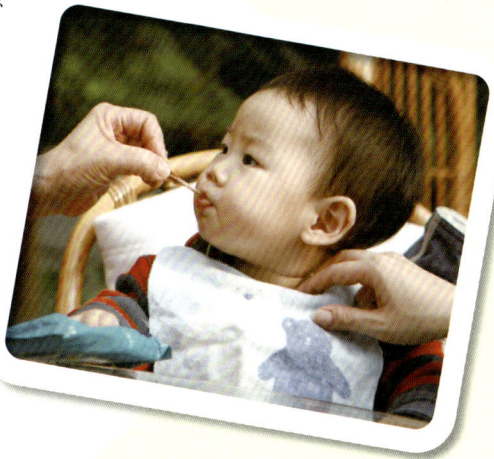

关键词4 细嚼慢咽

要让宝宝学会专心就餐并细嚼慢咽，父母首先要有耐心引导。宝宝学会了细嚼慢咽，可使食物在口中充分研磨并与唾液充分混合，可刺激胃肠各种消化液的分泌，可减少胃肠道负担并使食物更好地消化吸收；同时，多咀嚼还有利于颅骨和牙齿的发育，增强牙齿抵抗力，防止牙颌畸形以及龋齿。最重要的一点是让大脑饱感中枢有充足的时间告诉你——"吃饱了"！以免食入过多的食物。

关键词5 体会吃的乐趣

1岁左右，宝宝会喜欢跟成人一起上桌吃饭，不能因为怕他"捣乱"而剥夺了他的权利，可以用一个小碟子盛上适合他吃的各种饭菜，让他尽情地用手或用勺子喂自己，即使吃得一塌糊涂也无所谓。其实，宝宝在自己动手的过程中，慢慢就学会了吃饭技巧。当然，你也可以在这个过程中帮助宝宝。

1岁左右的宝宝最不能容忍的就是妈妈一边将其双手紧束，一边一勺一勺地喂他。这不利于对宝宝生活能力的培养和自尊心的建立，宝宝常常报以反抗或拒食。宝宝并不见得一定是想要自己吃饱饭，他的注意力是在"自己吃"这一过程，如果只是为训练他自己吃饭，不妨先喂饱了他，再由着他去满足学习和尝试的乐趣。

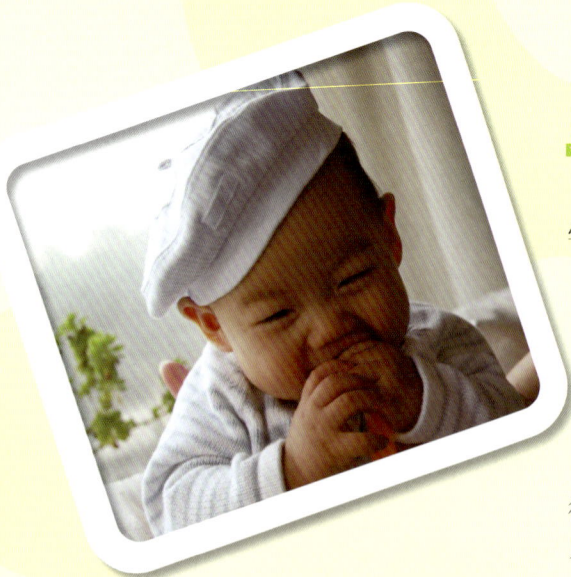

关键词**6** 多多鼓励

1岁以内的宝宝学吃、学说、学走，是父母很关注的几件大事。教孩子学说话时，大人会不厌其烦地一遍又一遍地教，对孩子的每一点微小的进步都感到由衷的高兴。可是在学吃的问题上，潜意识中觉得吃是人的本能，不学也应该会，就没有足够的耐心去教孩子。其实对于宝宝来说，学吃和学说话一样有难度。需要大动作、精细动作和手眼协调等诸多能力都要达到一定成熟度才行。能看到食物、能拿到食物、能送到嘴里、能使用工具（小勺），无一不需要练习。

当宝宝学习自己吃饭时，要及时鼓励。如果妈妈确实担心宝宝把饭吃得满地都是，可以在宝宝坐着的椅下铺几张报纸，这样一来等他吃完饭后，只要收拾一下弄脏了的报纸就行了。

关键词**7** 不挑食、不偏食

在辅食添加初期，对果汁和瓶装泥糊状食品要注意品牌和品种的选择。原则上讲，尽可能多选一些品种，这可以满足口味多样的需要。当然你还要注意到谷类、蔬菜类、水果类、肉类之间的搭配，以保持各类食物间的平衡。

膳食要多样、平衡和适量的用餐教育需从学吃饭开始。孩子虽然还小，但是他已经有了很强的模仿能力。餐桌上父母的言传身教也很重要。尽可能让宝宝多品尝各种味道，培养对食物的兴趣。

父母有饮食偏好或有挑食的习惯，要有意识地避免影响到孩子。只有父母遵从平衡膳食的观念，在餐桌上身体力行，才能潜移默化地让宝宝也明白平衡膳食营养的重要性，并让这一良好的习惯自然地陪伴宝宝终生。

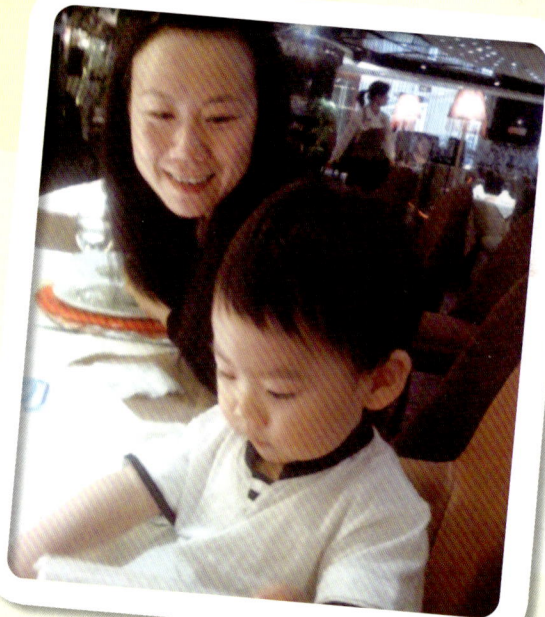

关键词8 适量饮食

在吃的问题上，家长的责任是为孩子准备适宜的食物。而吃什么，吃多少应由孩子来决定。一般来说孩子是知饱饿的，强迫进食的结果会让他失去这一能力。孩子不是机器，哪一天，哪一顿，吃多些，吃少些，都很正常。对于孩子来说，体重是反映体格生长状况最敏感的指标。只要定期给孩子测量体重，每月体重增加的值（生长速率）正常，你就不必为他每一顿吃多吃少担心。在一起进餐时家长用潜移默化的方式去教育孩子，让宝宝对自己的每一餐吃什么、吃多少逐渐做到有一定的把握，对健康营养的观念有一定的认知，不暴饮暴食，也不饥一顿、饱一顿无规律地进餐。

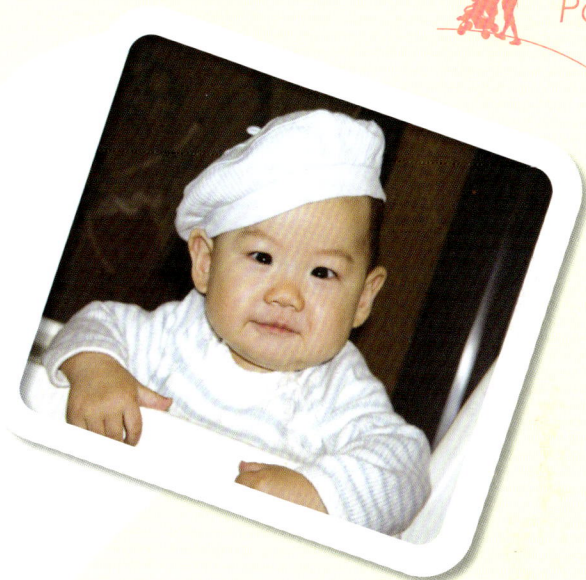

关键词9 引导分享

在宝宝学吃的过程中，421家庭中4位老人和2位父母常常过分关注宝宝：几双眼睛盯着他的小嘴，宝宝爱吃什么立刻端至跟前，陷入以孩子为中心的教育误区。让孩子从小学会有好吃的分给父母和其他人很重要，当他给你吃时你要吃掉并且表示感谢，让他体会到分享是一种快乐，学会如何表达感谢，这也是在学习如何与他人交往。这样在餐桌上不仅获得营养，还能熏陶出好的美德。

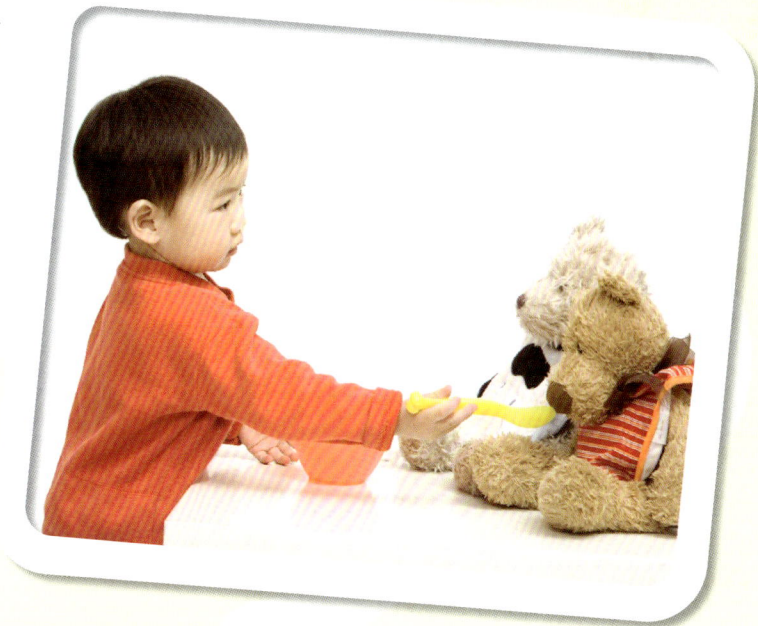

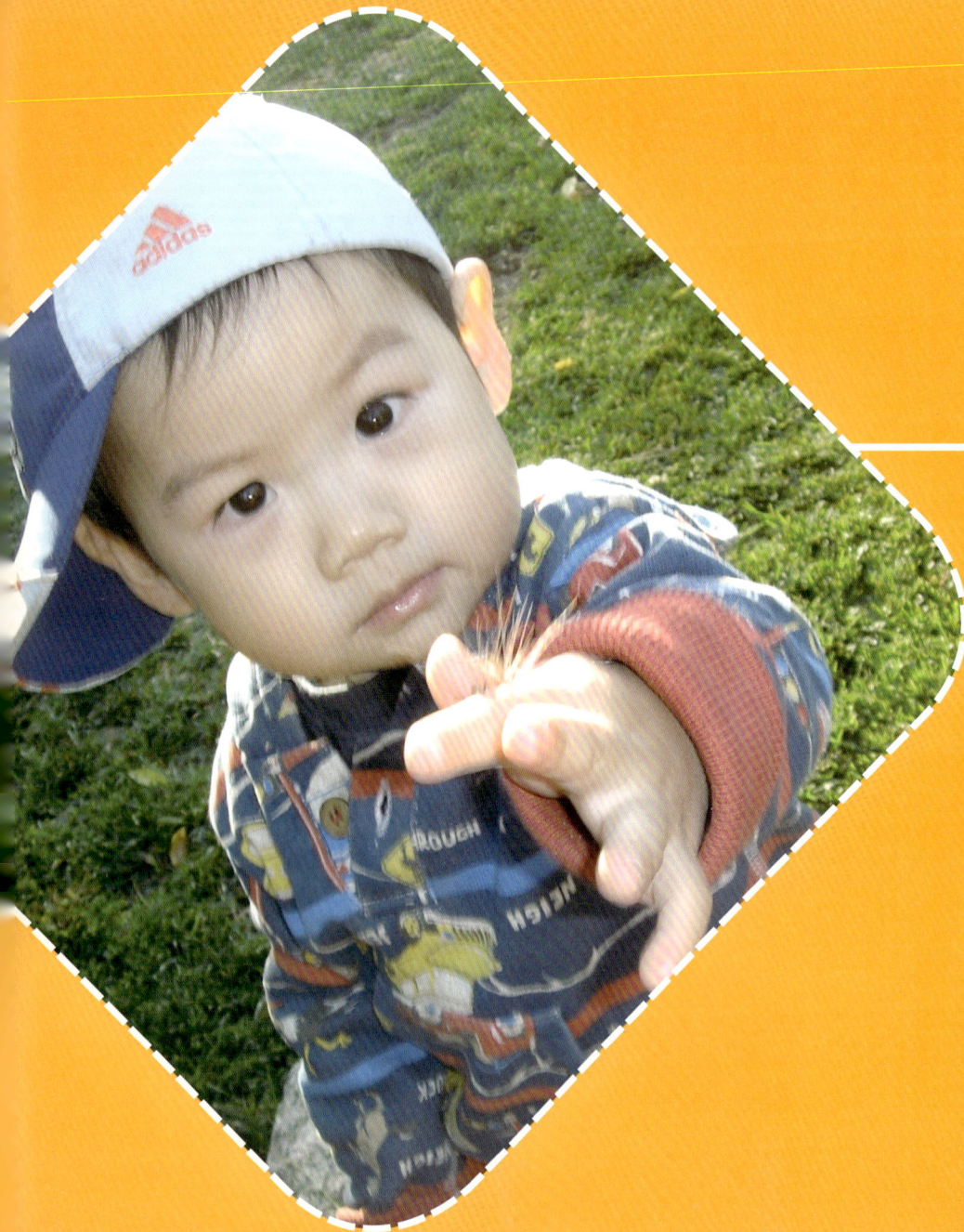

宝宝健康
家庭测评

1 怎样判断宝宝体格生长是否合格

　　判断孩子体格发育是否正常是每位父母十分关心的问题。日常生活中家长最常采用的方法是拿自己的孩子与周围的同龄儿童作比较，往往会产生与保健医生不同的结论。

　　作为医生，评价儿童体格发育是以儿童体格生长规律为依据的，包括发育水平、生长速度和匀称程度三个方面。

宝宝的发育水平得"中"才正常

　　发育水平的评价是把孩子在某一年龄时点测量得到的体格生长测量值（包括体重、身高、头围、胸围等）与该年龄的参照值作比较得出该儿童所处的位置。一般在均值加减2个标准差的范围内，可视为正常，评价为"中"，超过2个标准差评价为"上"，视为肥胖，低于2个标准差评价为"下"，视为营养不良。这种方法简单易掌握但不够全面，既不能说明过去存在的问题也不能预测将来的生长趋势。95％的孩子评价都是"中"，家长常与优良中差的"中"混淆，不认为"中"代表正常，反而认为不够好，这种认识无形中造成了肥胖儿的增多。

宝宝有自己的生长速度

　　生长速度是纵向连续测量得出的一组数据。它可看出孩子与参照值的生长速度比较是正常、增长不足，还是不增长或下降。运用生长监测图将测得值连线，即可得出自己孩子的生长曲线，能更真实地了解他的生长状况。这种生长曲线可直观地表示生长速度，家长容易看懂、容易发现问题。比如连续两次测量体重，曲线呈现与横轴平行（不增长）或下降的状态时，家长就应及时与保健医生沟通，共同寻找原因并进行干预。每个孩子都存在个体差异，生长潜力和生长轨道不同，因此只要他沿着某一百分位生长，生长趋势对就应视为正常。总是拿自己孩子的胖瘦、高矮和其他孩子比较的做法是不可取的。

宝宝长得是否匀称也是必看指标

　　匀称程度指体形或身材匀称。常用身高和体重来衡量。比如，一个按年龄评价体重超过均值加2个标准差被视为肥胖的孩子，但如果这个孩子身高也比同年龄孩子高，用体重／身高值再评价就可能属于正常，因为它属于匀称的范畴。

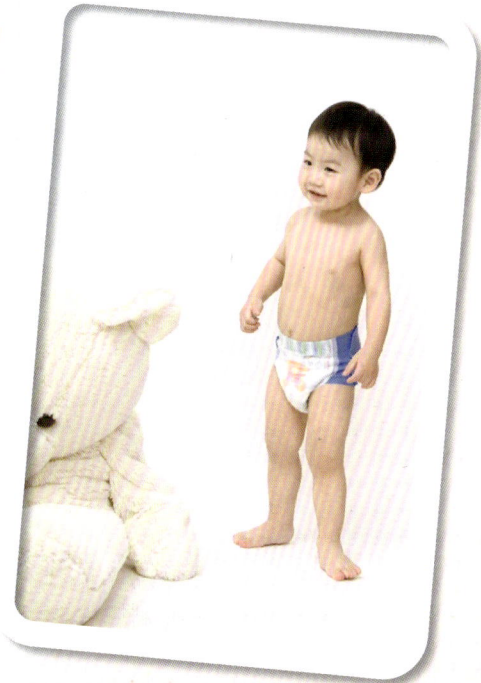

自1996年起我国采用世界卫生组织提供的0～6岁儿童体格生长参照值作标准来评价小儿体格发育。评价以中位数（M）为基准，以标准差（SD）为离散值，分三个等级。下：＜（M－2SD）；中：≥（M－2SD）～＜（M+2SD）；上：≥（M+2SD）。当体重／年龄＜（M－2SD）为体重低下；身高／年龄＜（M－2SD）为生长迟缓；体重／身高＜（M－2SD）为消瘦。

2 体重是宝宝近期营养和健康状况最灵敏的指标

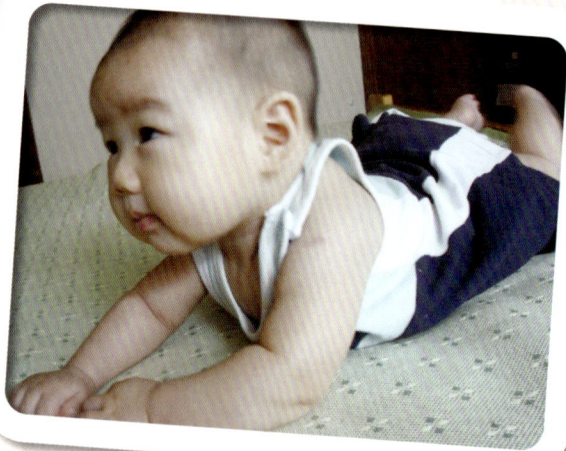

体重是反映宝宝近期营养和健康状况最灵敏的指标。保健医生的责任就是要熟知体重增长的正常规律，在每个孩子的体格生长过程中去发现异常，并及时进行干预，以保证孩子的健康。

宝宝体重的增长有规律可循。正常足月出生的宝宝体重为3.1～3.3千克，男孩比女孩略重。从2500克至4000克均视为正常出生体重。生后前几天新生儿体重出现生理性下降，一般3～4天降至最低，7～10天恢复至出生体重，这种下降一般不会超过出生体重的7％～8％。在孕期健康教育和母乳喂养指导做得好的医院，能做到孩子生后半小时内早接触、早开奶、早吸吮，这样妈妈下奶快，孩子生理性体重下降会表现得不明显。新生儿期满时体重增长应不少于600克，多则可达1500克。出生后前3个月每月体重增加800～1000克，3～6个月每月平均增重600～800克，6～9个月为250～300克／月，9～12个月为200～250克／月，因此儿童体重计算公式为：

出生后头半年体重（克）=出生体重（克）+月龄×800（克）

7～12个月体重（克）=出生体重（克）+6×800（克）+（月龄-6）×250（克）

1～10岁体重（千克）=年龄（岁）×2+7（或8）

据此宝宝4～5个月的体重可达出生时的2倍，1周岁时约为3倍，2周岁时约为4倍。

知道了以上的规律，你可以随时测量自己孩子的体重并进行评价。如果正常，你尽可用平和的心态去养育你的孩子；如果发现异常，请尽快去找你的保健医生商量对策。

家长们带孩子在户外活动常有意无意地比较孩子的生长和发育情况，多高了？多重了？吃什么？吃多少？长了几颗牙？学了什么新本事？作为参考这很正常，但是比较之后往往会引起自己的焦虑。孩子都在一天天长大，作为个体，他们都有自己的生长规律，只要在正常的范围内你就不必着急。

3　宝宝身高增长的秘密

细心的妈妈都会发现孩子越小身长增加得越快，而且一年中孩子身长的增加并不是每个月匀速地增加，一般是春、夏季长个儿多些，秋、冬季身长增加要慢些，正好应了"冬长体重夏长个儿"这句老话。

从身长（高）增长规律可看出孩子身长第一年增长最快。孩子出生身长平均为50厘米，0～6个月每月平均长2.5厘米，7～12个月每月平均长1.5厘米，第一年大致可增长25厘米，1岁时达到75厘米；第二年平均增长10厘米，2岁时达到85厘米；以后直到青春期来临之前平均每年增长4～7.5厘米。由此得出身长（高）计算公式：

1～10岁身长（高）（厘米）＝年龄（岁）×7+70（厘米）

青春期是人生第二个生长最快的时期，届时女孩身高每年增加6～8厘米，男孩则更多些，可达8～10厘米。这种加速发育在青春期前期可维持2～3年；到了第二性征开始发育的时期，生长幅度渐慢，但还在增长，第二性征从出现至成熟也需2～4年；再往后就进入青春期后期，此时身高的增加就停止了。有的家长到孩子都上高三了才去医院看孩子矮小的问题，一检查，孩子第二性征已发育成熟，此时医生也无能为力。我们要告诫家长，当你孩子的身高比同性别、同年龄儿童身高参照值均值低2个标准差时，就应该提高警惕了，如果2～10岁后的孩子每年身高增长小于4～5厘米就要及时到医院检查。

判断孩子是否矮小要看身高、身高增长速度和骨龄。骨龄可反映骨骼生长发育的生物年龄，较准确。正因为它和年龄不一定同步，对我们预测身高、判断发育成熟度更有帮助。

在一年中身高生长速度最快的是5月，平均可达7.3毫米，这比10月份的生长速度高出1倍多。5月份是孩子在经过了漫长的冬季后终于可以充分地享受户外活动的季节。此时

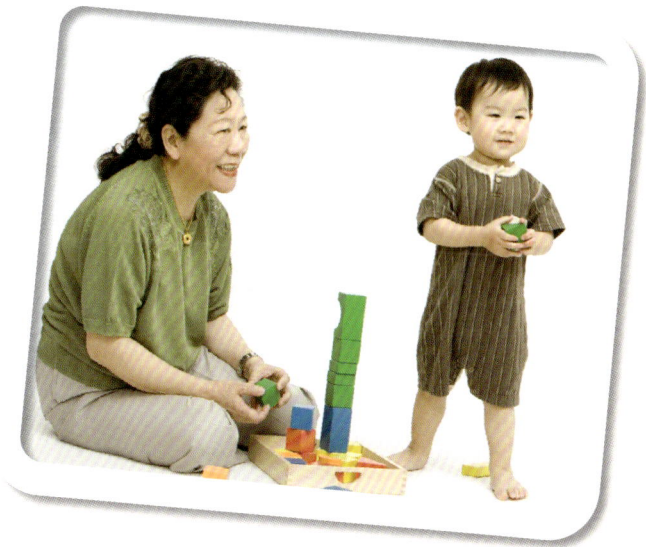

阳光照射充足，孩子外出穿戴少，均有利于孩子体内维生素D的形成，有利于钙、磷吸收，有利于骨骼生长。无论体重还是身高，生长的物质基础都是营养素，给孩子提供平衡的膳食也很重要，谷类、蔬菜水果类、肉蛋奶类均不可少。长个儿的另一个关键因素是睡眠。因为睡眠充足，生长激素分泌时间长且量多，一般夜间生长激素分泌量可达白天的3倍。注意了锻炼、营养和睡眠再加上良好的家庭环境，和谐的人际关系，健康的心理因素，您的孩子一定会健康地成长。

4 专家外婆养育成果的最好印证——小小特体格生长发育案例

在此，我列出小小特1岁以内体重和身长（高）的具体数值以及体重和身长的生长监测曲线。

构成1岁以内小小特生长监测曲线的每个月的体重和身长的具体数值如下：

月龄（月）	1	2	3	4	5	6	7	8	9	10	11	12
体重（千克）	4.8	5.7	6.2	7.1	7.5	7.9	8.3	8.6	9.0	9.2	9.5	9.9
身长（厘米）	53.5	60.0	62.0	65.0	66.0	68.0	71.0	73.0	74.0	76.0	77.0	77.0

小小特的体重和身长生长监测图

通过体重和身长的生长监测图，可以看到小小特的体重和身长曲线一直沿着第50百分位发展。他出生时体重为3.4千克，身长为50厘米，就处在第50百分位上，因此，我对他生后体重和身长均沿着第50百分位发展表示满意。

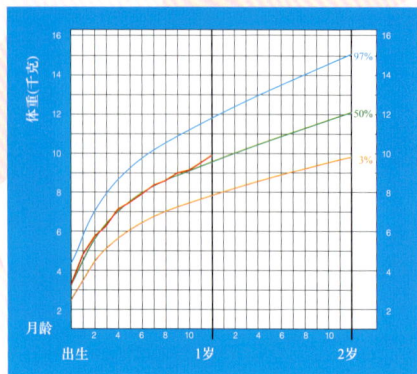

小小特体重生长监测图

红色线为小小特体重生长曲线
注：本图中的标准曲线依据世界卫生组织的数据制作

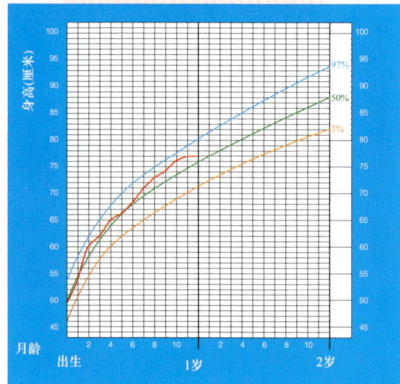

小小特身长生长监测图

红色线为小小特身长生长曲线
注：本图中的标准曲线依据世界卫生组织的数据制作

5　宝宝个体化保健的精髓——学会观察、测评和变通

　　看了那么多内容之后，你可能会觉得要想养育一个健康的、理想的孩子还是挺难的。我也从未想过要培养一个所谓的天才，内心只是期盼小小特平平安安地长大。所以在我的养育过程中，我最关心的是小小特的生长发育是否正常。

　　判断是否正常是要靠不断的观察和测评来实现的。前面我已介绍了对小小特体重、身长发育的监测和评价情况，就不再赘述了。

　　这里我想和你分享的是遇到问题怎么办。比如我曾看到有的孩子5个月体重就达到了10公斤，医生说孩子太胖了，于是家长就不敢再给他吃，后半年体重基本就不再长。这样做我认为是不对的。最好是通过每个月的查体早一点发现问题，前几个月不要让他长得过胖。有一个概念叫生长速率，它所体现的也就是孩子每个月体重增长的平均数值，让孩子每个月都达到这个值，才能有利于各项潜能的发挥。

　　又比如孩子生病，先要想一想导致生病的原因是什么，再考虑怎么办。小小特第一次发热是2007年夏天6月27日，病因是夜间使用空调不当导致受凉。于是我只采取了物理降温和38.5℃以上服用退烧药的对症处理。总共吃了2次小儿百服咛就好了。第二次生病是在2007年冬天12月25日，小小特的爸爸去东北出差染上胃肠型感冒，全家人都被感染了，小小特也未能幸免。夜里1点15分严重地吐奶，早上8点开始拉水样便，这次病程为5天，我的护理措施也只是使用了一次百服咛，两次妈咪爱，小米汤加少量盐预防脱水等。值得庆幸的是医学知识能够帮助我理性地处理问题，至今我也没有给小小特用过抗生素，这也可以说是他的福气吧。

　　我还主张孩子不能捂，少穿衣，少盖被。夏天闷热时要适当地使用空调并注意除湿，不要在室外活动时间太长。这些也是小小特很少生病的关键措施之一。

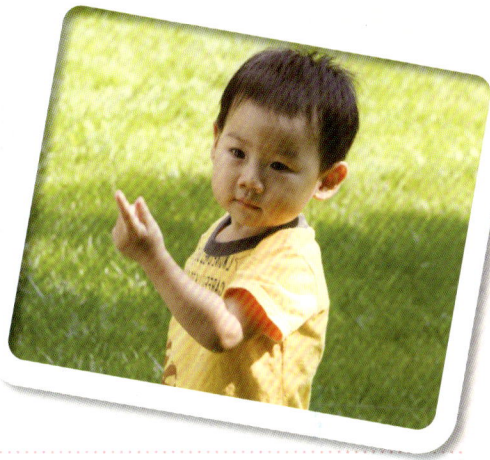

6　动作发育是宝宝智力发展的风向标

宝宝动作发展的4大金律

　　婴幼儿动作的发展是神经系统发育的一个重要标志。动作的发育与脑的形态及功能的发育密切相关，不同年龄段的宝宝动作和心理发展不同，智能的发展与此密切相关。在婴幼儿语言能力尚未形成的阶段，评估他的心理智力水平更多地依赖于动作的表达。运动能力既可检验神经系统发育是否正常，又可以为心理发展做准备，因为神经——肌肉运动向大脑提供了大量的刺激，有利于大脑的发育。

动作的发育可不简单，这与大脑脊髓、神经、肌肉的发育密切相关，有以下四个方面的规律：

头——尾规律：动作的发育自上而下的规律。就是说，孩子的动作是先会抬头，然后会用手取物，再会坐、站、走，是遵循着从头到脚的先后次序逐步形成和完善的。

由近到远的规律：也可称为从中心到外周的规律。就是靠近躯干的肌肉动作先发育，然后才是肢体远端的肌肉发育和动作形成。比如孩子先会抬肩，后会用手取物，从肩、腰部的动作向手、腕、足、踝的过渡都是这一规律的体现。

从泛化到集中，从不协调到协调的规律：2个月以下的小婴儿对外界刺激的应答是手舞足蹈，全身活动。比如眼前有一个鲜艳的玩具，小婴儿会兴奋地全身乱动，但他很难抓到玩具；4～5个月后他开始学习抓握玩具，并从不准确的动作渐渐形成手眼协调、准确无误的动作。这些能力的发展有赖于神经、肌肉的不断发育和成熟。

正面动作先于反面动作的规律：先会抓后会放、先会向前走后会倒退走等等都是这一规律的表现。

认真想一想，动作发育虽比语言早，但仍比感觉的发育滞后。孩子尚未出生就有视、听、触等感觉的发育。出生后环境的改变，丰富的刺激更进一步激发了感知觉的发育。应该说感知对动作发育起到引导作用。孩子是先看到玩具才产生去抓握玩具的一系列动作的。因此在孩子大动作、精细动作的发育训练中，应非常强调感知教育。

宝宝的大动作和精细动作发展时间表

大动作和精细动作发展的规律可以帮助我们了解孩子智力发展的水平。0～3岁是大动作和精细动作发展迅速的时期，但父母不要对照发育标准焦虑地盯着孩子的一举一动，而应遵循发展规律尽力为孩子创造学习这些能力的环境和条件，使他通过家庭游戏，轻轻松松、快快乐乐地成长。你可参考以下大动作和精细动作两个方面，了解宝宝动作发育的进程，观察宝宝，为宝宝提供好的发展环境。

月龄　大动作的发展：

大动作指人体姿势和全身活动，如坐、爬、站、走、跑、跳等，可以概括为：二抬四翻六会坐，七滚八爬周会走。

1～3个月	抬头	19～21个月	跑
3～4个月	翻身	22～24个月	上、下楼梯
6个月	独坐		双足跳起
7～8个月	爬行	31～33个月	单足站立
9～10个月	扶站	36个月	两脚交替走下楼梯
11～12个月	走		

月龄　精细动作的发展：

精细动作指宝宝的手和手指的运动以及手眼协调操作物体的能力，如抓食物、捏小米花、握笔涂鸦、穿珠子等。手的动作大致是这样发展的。

刚出生的孩子紧紧地攒着他的两拳

2个月左右拳头才渐渐松开

3个月后婴儿会张开手并有了随意地抓握，开始是不准确地大把抓

5个月才会五指分开，准确地抓握

6个月学会两手抓握，然后会把玩具在两手之间倒来倒去

7～8个月学会用拇、食指对捏物品，从无意识地松手到学会了有意识地把东西放下

15个月会用勺取物

18个月会搭积木

2岁会用筷子进餐

3岁会在别人帮助下穿衣系扣子

小小特的动作与智力发展成果喜人

小小特的动作发育很好，这和我们全家的努力分不开。他5个月会匍匐爬行，自主翻身，扶物站立；6个月会手膝爬；8个月会翻书；9个月会积木对敲，拇食指抓握，开瓶盖，拉物站起，自己坐下，能站瞬息；10个月会扶家具走，12个月会独站，会独走20步以上，会转身，会玩遥控车，会拿笔自发乱画。

在孩子成长的过程中家长往往拿不准的是：不知道如何判断孩子的发育水平，不知道哪些游戏适合哪个年龄段的孩子。

我判断小小特的发育水平常常借助小儿智能发育筛查表（可在父母必读育儿网首页www.fumubidu.com.cn下载）。这个表分4个能区，共104项。4个能区分别是个人——社会、精细动作——适应性、语言和大动作。按照月龄每一项具体内容都标明了孩子能通过的比例和最晚通过的时间。每个月只需将月龄连线比较，看一看该通过的项目孩子是否学会了就可以了。当计划下个月该着重发展的项目时，一是可以关注本月尚未通过的项目，二关注该线右侧邻近的项目。当然目前书店里、网络上有很多相关的测试资料，父母可以按照自己的需求选择运用。

0～3岁的早期教育实际就是感知教育，通过生活中视、听、味、触、嗅等多种感觉刺激，让孩子通过自身调节逐步去积累经验。宝宝感知能力的增强需要积极、主动、反复的练习，需要成人和他的互动。小小特的感知能力的提高源于生活中点点滴滴的细节。从小，早上睁开眼睛妈妈或姥姥就会向小小特问好；然后打开窗帘看看太阳公公起床没有，

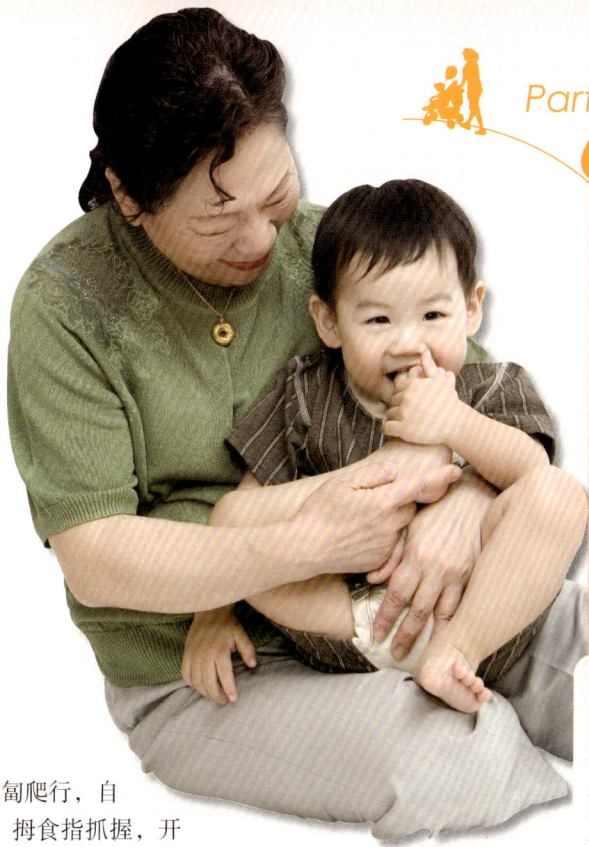

并向太阳公公问好；之后抱着小小特向长颈鹿、屋顶上两个一模一样的吊灯——双胞胎兄弟、葫芦瓶、盆花等等一一问好。家中的音乐也会随之响起，抱着小小特随着音乐节奏跳个舞，一天的愉快生活就此开始了。

起床后给小小特把屎把尿，洗脸洗脚洗屁股，抹润肤用品，穿衣穿裤穿袜子，每一个细节我们都会要小小特帮忙。比如放一点护肤品在小小特手上，让他自己抹在腿上；让小小特伸伸胳膊把衣服袖子穿上；帮妈妈挑双袜子，穿有小鸟的还是穿有小刺猬的？总之，给他尽可能多的参与和选择的机会。

小小特最早有3个悬吊玩具，上面吊着各种小动物挂件都会旋转并伴有音乐，每次玩的时候我都会跟他说一些相关的话，比如，小象妹妹来了，我要吃甘蔗；小象弟弟来了，要吃香蕉；喵呜喵呜小猫来了，要吃鱼；汪汪小狗来了，要吃骨头。我相信孩子的认知都是这样一点一滴地积累起来的。

除了小型玩具，家里还添置了摇摇椅、小秋千等大型玩具，小床靠垫、大纸箱也成了小小特会爬之前常用的自制大型玩具；小摇铃、小鸭子、小塑胶玩具、磨牙棒等更是总不离手，对练习手的动作很有好处。5个月之后小小特会爬了，我们为他布置了一个更大的安全游戏场所，里面放上了会动的玩具、能扶站的玩具、布书、认物小卡片等。小小特爬得早，得益于爸爸妈妈每天晚上和他在床上玩的游戏，因此一定要重视父母与孩子的互动。

小小特爱玩的经典游戏有：妈妈抱着他对着镜子猛跑、藏猫猫、"追追小小特"（一人抱着他跑另一人在后面追）、自己原地转圈圈、上下台阶、跑斜坡、妈妈或姥姥抱着跳舞等等。

小小特还非常喜欢音乐，总求着姥爷放音乐，还喜欢让姥爷按音乐节奏拉着他蹦蹦跳跳。电视台每天15分钟的"天线宝宝"节目也是小小特的最爱，他很早就认识了丁丁、迪西、拉拉、小波，爱听樱桃姐姐唱儿歌。

另外，每天他还会定时下楼到户外玩耍，和他的好朋友桃子、睿睿、马良……一起玩。总之，小小特爱好颇多，兴趣广泛。听故事、看卡片、拿笔涂鸦、翻看姥爷的《收藏》杂志，正是这些平凡而愉快的生活让小小特健康地发展着。

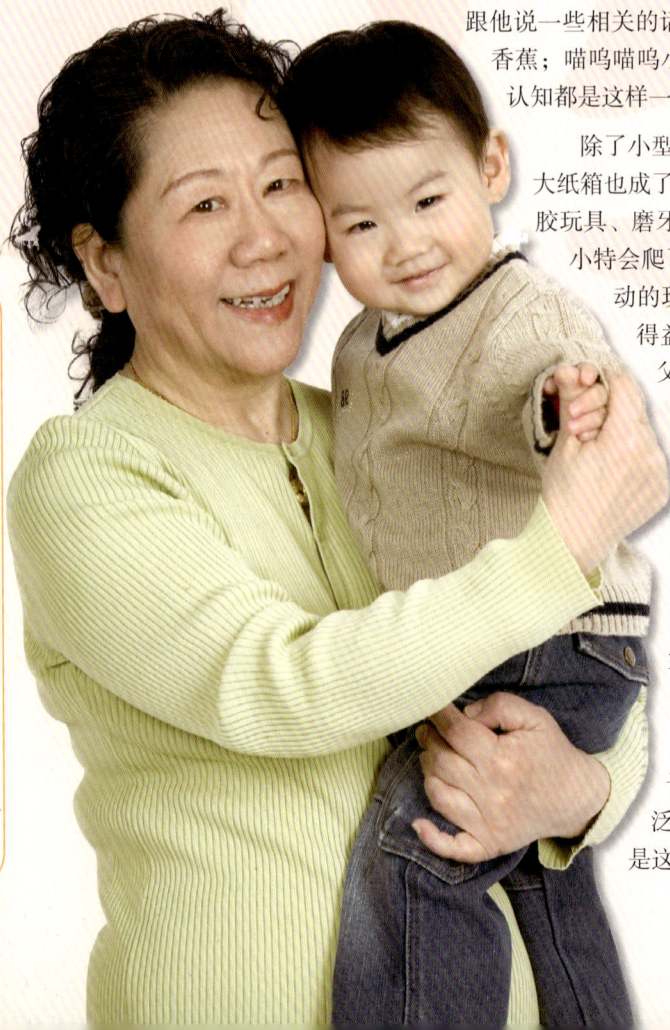

宝宝最常见的 4 种
疾病安心应对建议

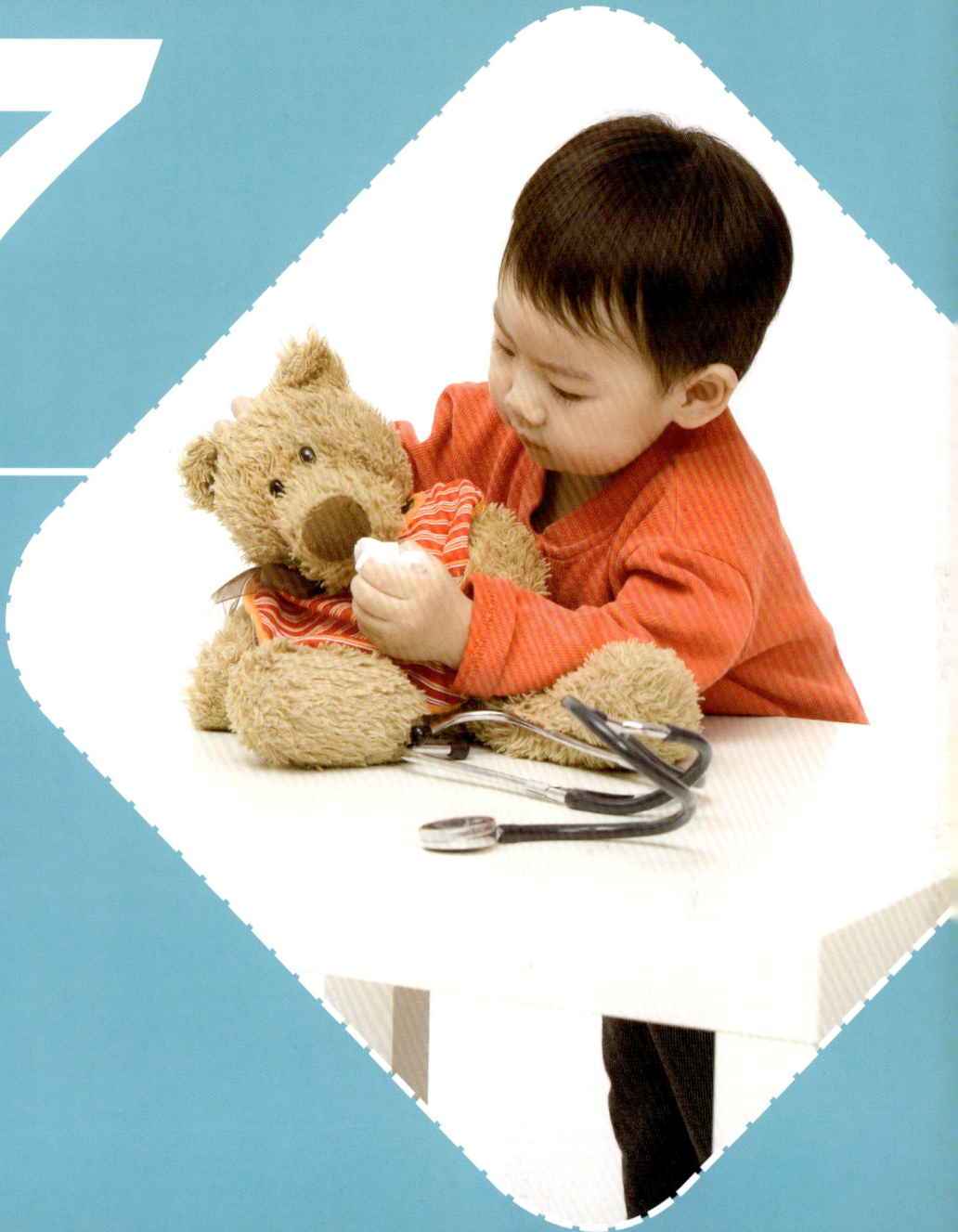

年轻的父母最怕孩子生病，就连有生活阅历的祖父母遇到孙子孙女生病往往也急得不知如何是好。这里我仅就这一年多来小小特以及社区中和我外孙年龄相近的孩子曾经患过的常见病提一些家庭护理建议。

1 患的次数最多的病——感冒

感冒是孩子最容易得的一种病，一般婴幼儿每年平均感冒4～5次。

典型表现 感冒一般指上呼吸道感染，包括鼻炎、咽炎、喉炎、中耳炎、鼻窦炎等喉以上部位的感染。对大一点的孩子来说，每年都会有4～6次这样的感染。只要体温不超过38.5℃，就不需要作什么特殊的处理。注意休息，多喂水，咳嗽时对症给点小儿止咳糖浆就行了。可在2个月以下的小婴儿，即便感冒也是危险的。开始可能仅仅是鼻子有点堵、出气有点粗，如果不加注意，很快就会发展为呼吸困难、气管炎、肺炎，甚至对生命构成威胁。

选择科室 小儿内科

安心应对建议 大孩子感冒多由病毒感染引起，而小婴儿则有两种情况：

一种是由感染所致。这时孩子精神差，情绪不佳，体温升高，不爱吃奶。

另一种是孩子的生理结构和过敏引起的鼻塞、呼吸困难。这种情况下孩子仅仅表现鼻塞和打喷嚏，吃奶正常，精神较好，也不发烧。当冷空气刺激鼻黏膜时，由于过敏可引起鼻腔黏膜肿胀，其表现多为鼻子不通气，鼻腔分泌物增多，流涕或鼻塞。这时必然引起呼吸不畅，孩子吃奶不好，吃几口停下来喘口气，脾气暴躁的孩子，吃奶不痛快就干脆大哭大叫。

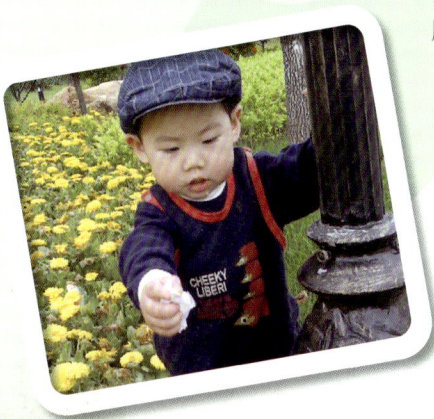

鼻塞时不要轻易给孩子用滴鼻剂，尤其成人的滴鼻剂不适合给孩子用。较好的办法是：用热毛巾敷敷鼻根部；

增加室内湿度，比如：在暖气上搭条湿毛巾或用加湿器；给孩子洗澡；在鼻腔内滴一滴水，待鼻痂湿润后用布条捻出来；用手动吸引器吸出鼻痂等等。

感冒时，小婴儿吸吮奶较困难，也可将母乳挤出后用滴管或小勺喂给宝宝，以免因呼吸不畅影响进食量。

成人感冒时要少接触小婴儿，以免传染给他。母亲感冒时可继续母乳喂养，但喂奶时可戴口罩，接触孩子前先洗手。

2 最让人心急的病——腹泻

孩子患腹泻病，通常症状要持续一周左右，令家长们又是心急又是心疼。

典型表现 大便性状改变（比如出现蛋花汤样稀水样大便），大便次数增多（比平时次数明显增多），严重时甚至出现皮肤弹性差、尿少、眼泪少等脱水症状。

选择科室 小儿内科

安心应对建议 引起婴幼儿腹泻的原因主要有感染性和非感染性两种。感染性腹泻由病毒或细菌感染引起，而非感染性腹泻则是由饮食不当（如喂养方法不当、食物不适宜或突然改变、食物量过多或过少）、食物过敏及腹部受凉等因素引起。

孩子出现腹泻时，首先要查明原因。可进行大便化验，如果孩子同时伴有发烧症状，还应该检查血常规。婴幼儿最常见的腹泻为秋季腹泻，是由轮状病毒感染所致，表现为急性起病，大便次数多、量多、黄色水样或蛋花汤样便。秋季腹泻容易发生脱水，治疗主要是合理补液，孩子腹泻期间，家长要给孩子喝一些糖盐水，吃易消化的食物。

腹泻用药要根据症状决定。比如，细菌感染性腹泻通常伴有发热，大便化验发现有白细胞及红细胞，要使用抗生素治疗；而非感染性腹泻则要调控饮食。由于腹泻期间，肠道乳糖酶缺乏，会引起宝宝乳糖不耐受，从而加重腹泻。因此，腹泻期间可以改用不含乳糖的配方奶（如AL110），能保证营养摄入的同时减少肠道负担。腹泻期间应注意让宝宝吃得清淡一些，减少脂肪类食物的摄入。还可以在医生指导下服用一些助消化药物及肠道微生态药物（如妈咪爱），以利于恢复。在宝宝恢复后，选用含益生菌的配方奶，有助于维持肠道健康。

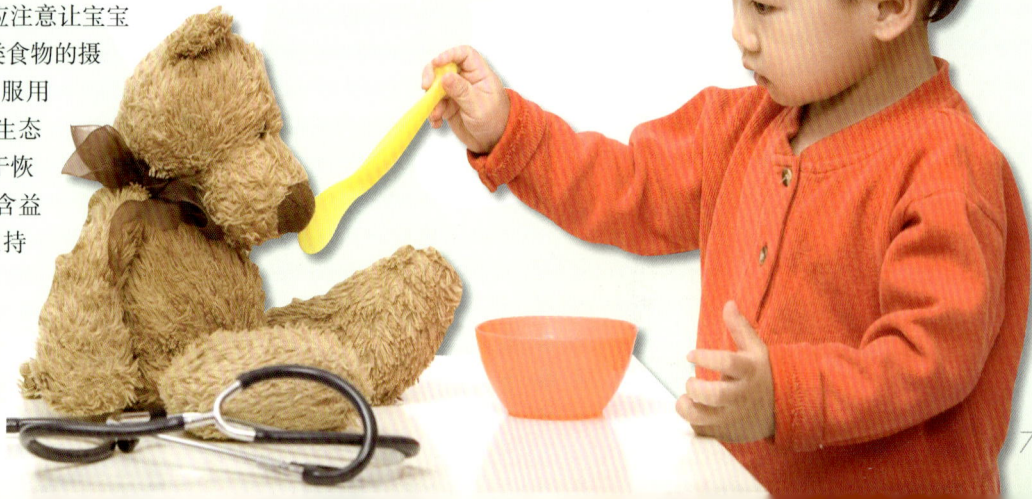

3 最容易复发的病——湿疹

宝宝脸上长了湿疹，抹上治疗湿疹的药膏，小疙瘩很快就消退了。可没过多久，小疙瘩又出现了。反反复复，令妈妈们烦恼不已。

典型表现 ▶ 患湿疹开始多在面颊部出现小红疹，很快波及额、颈、胸部。小红疹可变为小水泡，破溃后流水，之后可结成黄色痂皮。反反复复，时轻时重，急性发作时瘙痒难忍。婴儿常烦躁哭闹，并会影响睡眠和进食，当继发感染时还会出现全身症状。婴儿湿疹在新生儿期即可发生，6个月至1岁时较重，1岁半好转。

⊕ 选择科室 ▶ **小儿皮科**

安心应对建议 ▶ 婴儿湿疹是一种常见的、多发的、反复发作的皮肤炎症。其起因多与遗传和外界诱因有关。要想避免婴儿湿疹，最好的办法就是孩子一出生就选择纯母乳喂养。哪怕母乳尚未下来也不要随意采用牛奶替代，可以考虑使用部分水解牛奶蛋白的低敏配方奶。另外对过敏体质的孩子，添加蛋黄、鱼虾类等材料制作的辅食最好都在7个月之后。

已患湿疹的婴儿应格外注意护理和喂养。

避免使用碱性强的肥皂，可用温清水洗脸、洗澡。要保持皮肤清洁。如果认为宝宝有湿疹就应少洗脸、洗澡，那就错了，因为皮肤不清洁会增加继发感染的机会。

内衣应选择纯棉制品，避免化纤、羊毛制品的刺激。衣服不可穿得过多，过热、出汗都会引起湿疹加重。

婴儿湿疹易复发，因此一定要在医生指导下用药，急性期可在局部用药涂抹。用药原则应选择浓度低、疗效高、副作用小的药物，激素类和非激素类药应交替使用。

勤给孩子剪指甲，避免孩子抓搔患处，防止继发感染。但不要采用给孩子戴手套的方法，限制孩子手的运动是不明智的。

如婴儿湿疹已确诊是由牛奶蛋白过敏引起的，应使用完全水解蛋白配方奶，（如蔼儿舒）。

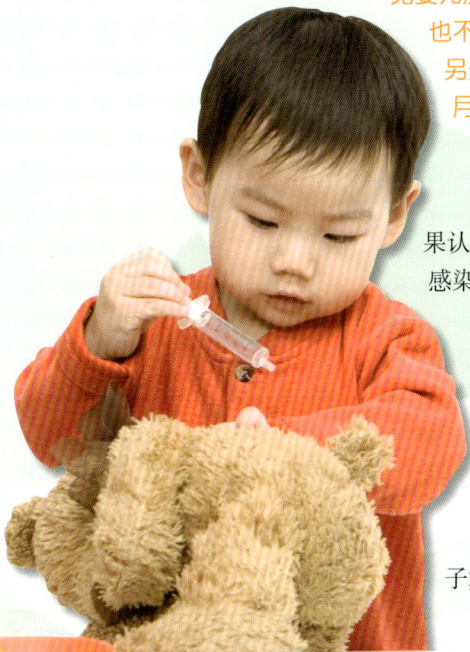

4 最有惊无险的病——幼儿急疹

一直很健康的宝宝突然发起高烧来，常会吓着爸爸妈妈。可过了几天，烧退下来了，身上出现一片片的小红点，这才放下心来——原来是幼儿急疹！

典型表现 突然发热，一般体温高达39℃以上，用药后热度稍减，但不久又到39℃以上。尽管发高烧让家长很紧张，但是孩子精神尚好，看上去不像一个发高烧的孩子。这种情况持续3～4天，热退后周身出现略带玫瑰色的斑丘疹，1～3天皮疹消退，不留色斑，无脱屑。此病多为散发，常见于1岁以内的孩子，四季皆可发病。

选择科室 小儿内科

安心应对建议 幼儿急疹多见于婴幼儿，是一种自愈性疾病，过一星期左右热退疹出宝宝就会自行康复，但在皮疹出现前较难确诊。由于患病时宝宝体温很高，让父母非常担心。尤其是在体温骤然升高时，大约有10%～15%的宝宝会出现高热惊厥，持续2～3分钟，令父母惊恐不已。

发病后，护理尤为重要，需要注意多给孩子喝水，注意休息。除给予抗病毒药物外，应对症处理：高热时，给孩子口服退烧药，并可进行物理降温。合并有呼吸道感染及咽炎时，可给予相关药物治疗。

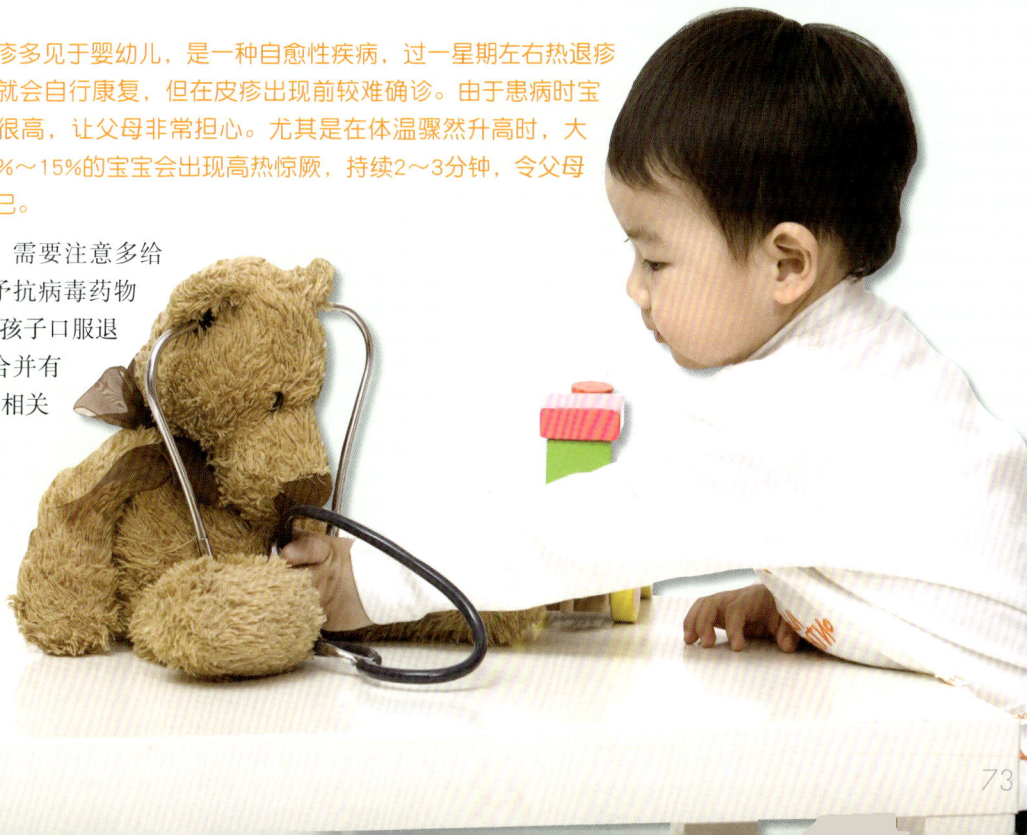

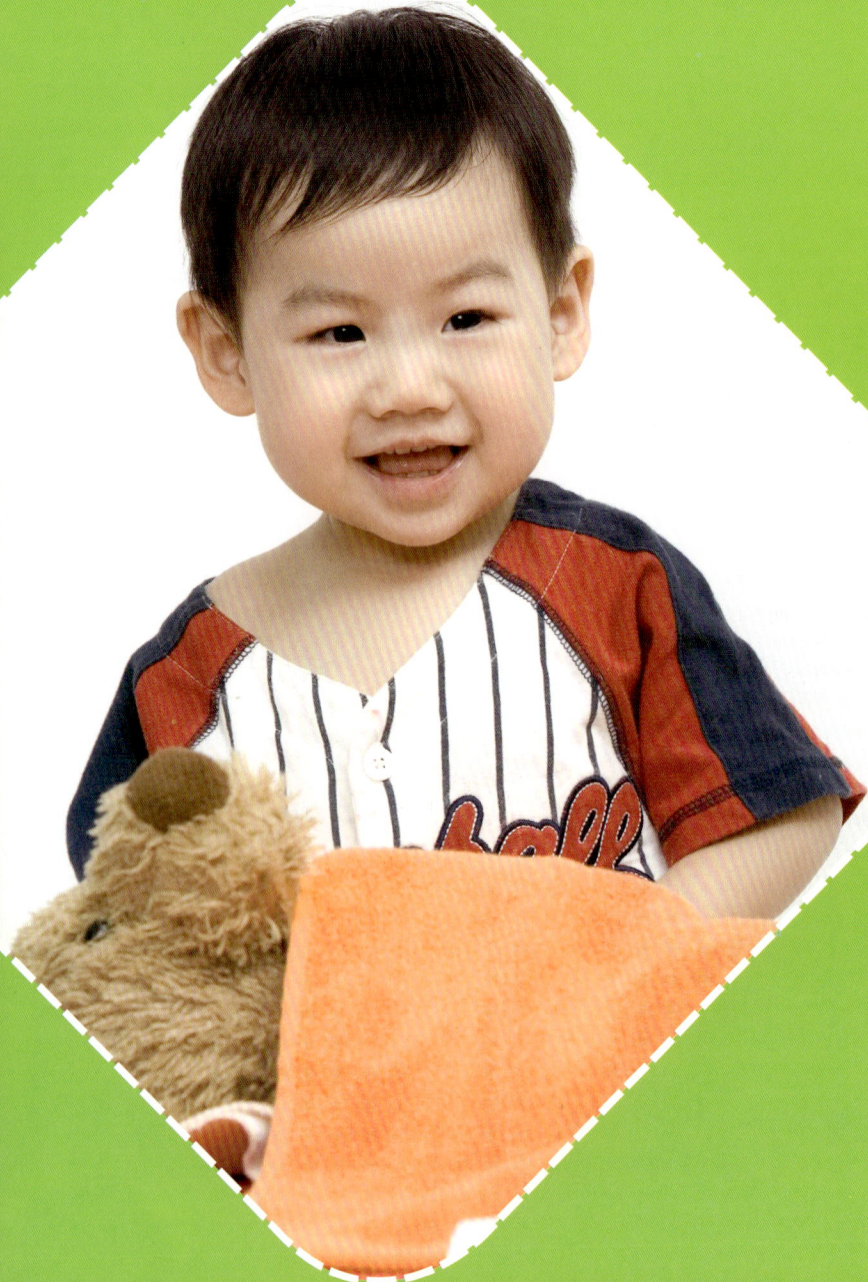

刘大夫答
新手妈妈热点问题

Q 怎样判断母乳不足?

A 一个活泼可爱、体重增长正常的孩子肯定不存在饥饿问题。宝宝吃饱奶后感到满足,表情快乐,眼神明亮,反应灵敏且睡眠踏实,不轻易哭闹;吃不饱的孩子体重增长慢,看上去委屈,不水灵,缺少活力。这种孩子常哭闹,睡不踏实,时常出现觅食的表现。

　　母乳充足的妈妈,哺乳前常感到乳房胀满,哺乳时有下奶感,而且可听到孩子的吞咽声。若宝宝一天哺乳大致在8~12次,而且排尿在6次以上,大便2~4次且性状呈金黄色糊状,就可判断为母乳充足。一般每次喂奶20分钟孩子就应该吃饱了。正常情况下,只需10分钟,孩子就可以吸吮到需要量的80%。如果孩子吃吃停停,30~40分钟仍不肯放开奶头,且与下顿间隔时间很短,1小时左右就又要吃奶,就应该考虑是否妈妈奶不够吃了。

　　母亲应在母乳喂养的过程中仔细观察孩子的各种表现,并据此判断自己的奶是否充足。

Q 纯母乳喂养时需要喂水吗?

A 纯母乳喂养是指除母乳外,不给婴儿吃任何其他液体或固体食物。WHO最新观点明确指出:"母乳应是婴儿出生后头6个月的唯一食品和饮料,不需要加其他食品、液体,甚至不需要喝水。"这明确地告诉了我们两个重要知识:①母乳含有婴儿6个月内所需要的全部营养素。这些营养素利于婴儿消化吸收,其质量随着婴儿生长和需求的增加而不断地相应变化。②纯母乳喂养阶段不需要添加水、糖水、饮料或其他液体食物。

　　因为在纯母乳喂养阶段添加其他食物和液体都会提高婴儿患消化不良和其他疾病的风险。婴儿的胃容量有限,喝了水必然占据一定的胃容量而影响吃奶;如果喂了糖水,不但占据一定的胃容量还同时提供了一定的能量,这会影响婴儿对母乳的需求量,进而造成母乳分泌量的减少;糖在肠道酵解产酸还会引起腹胀和腹泻;用奶瓶喂水或其他液体食物还容易让婴儿形成"乳头错觉",从此"偷懒"而不肯费力地吸吮母亲的乳头。

Q 吃母乳的孩子用补钙和维生素D吗?

A 纯母乳喂养宝宝在母乳充足的情况下,4~6个月内不必添加钙剂。配方奶喂养宝宝应根据婴儿实际吃的配方奶粉量计算每日钙和维生素D的摄入量,当达到每日钙300~400毫克、维生素D400国际单位时不必额外添加药物补充。但是母乳喂养的宝宝于生后2个月内每日应常规添加维生素D200国际单位。

Q 预防过敏有什么好办法吗?

A 过敏难以治疗,但是可以预防,这种说法令人鼓舞。

预防过敏大致有以下四个方面：

母乳喂养。母乳喂养不仅为婴儿提供了生长发育所必需的营养，而且纯母乳喂养至少4个月还可以降低婴幼儿期过敏发生的风险，并产生长期影响。

使用低敏婴儿配方奶粉。母乳不足或缺乏时，应推荐使用经过临床验证有效的适度水解蛋白配方奶粉，以进行早期过敏预防。适度水解配方是对牛奶蛋白进行适度的水解，利用酶切断蛋白质链，使之成为小分子片断段，降低牛奶蛋白的致敏性，同时用热解法改变大分子蛋白的空间结构，从而降低蛋白的抗原性。

母亲及宝宝补充含益生菌、长链多不饱和脂肪酸（如DHA和ARA）营养补充剂。因为添加益生菌可以对婴幼儿的过敏有一定的预防作用。益生菌是活的微生物，作为食物的一部分，摄取足够的量可以对妈妈宝宝的健康产生有益的影响。

推迟婴儿引入非乳类蛋白质固体食物的时间：6个月后添加辅食。

相关链接

益生菌有哪些益处？

肠道是人体最大的免疫器官，人体70%～80%的抗体细胞是由肠道产生的。因此维持肠道健康，不仅能促进食物的消化吸收，更能提高人体的免疫功能，为宝宝健康打好基础。益生菌对肠道及人体健康有以下三个方面的好作用。

第一，屏障作用。进入肠道后，可附着在肠黏膜上形成一道抵御有害微生物侵袭的"坚固长城"，使坏细菌没有容身之地。同时也阻止外来有害菌和大分子过敏原的侵袭，保护宝宝健康。

第二，提高肠道免疫系统产生抗体的水平。双歧杆菌等益生菌可促进肠道分泌抗体的水平，从而提高宝宝的免疫力。

第三，维持酸性肠道环境，抑制有害菌。益生菌的代谢产物中有大量的酸性物质，而有害菌不喜欢酸性的环境，这就可抑制有害菌的生长。

Q 混合喂养时如何保持母乳分泌量？

A 混合喂养时尽可能多地保持母乳的分泌量对孩子的生长发育有利。因此关心这个问题的不仅仅是妈妈，也包括所有的儿童保健人员。

为保持母乳的分泌量应注意以下几点：1.每天母乳喂养不少于3次。2.刚开始混合喂养时每次喂奶先喂母乳，不足部分再用配方奶补足。3.妈妈上班后尽量用妈妈头天吸出来的母乳喂宝宝，不够再用配方奶。4.不要随意增加配方奶的量。往往家人怕妈妈不在家时宝宝吃不饱就有意增加配方奶的量，这样做会减少宝宝对母乳的需求量，反而造成母乳分泌量的减少。

Q 吃配方奶的孩子用喂水吗？

A 配方奶的标准浓度是参照母乳浓度制定的，只要你按照说明配制，不人为地增加或减少浓度，理论上说就可以和喂母乳一样不用喂水。但是在实际操作中，喂养者往往会把奶兑得过浓，人为地造成溶质过高而不得不给宝宝喂水的情况。若不得已给宝宝喂鲜牛奶或由鲜牛奶直接干燥制成的奶粉就必须喂水，这是由牛奶自身的特性决定的。一般喂水可在两次喂奶之间进行。

Q 有必要给宝宝测微量元素吗？

A 给孩子作任何检查都应该有明确的目的，测微量元素也不例外。判断孩子的营养状况，仅靠化验单是不全面的。一个正确的营养评估必须结合孩子的病史、症状、体征、化验和生活方式等综合判断，甚至还要深入了解家族史、遗传等多方面的内容。而现代营养学必不可少的还要加上环境的影响，比如环境污染、食物上的化肥和农药等物质的残留量等等。父母可以从症状、饮食和生活方式三个方面考察宝宝的营养状况。症状分析，可以从临床表现来分析可能缺少的营养物质，比如乏力、口腔溃疡、腿抽筋和某些维生素、矿物质缺乏有关；生活方式分析，可以从生活习惯分析生活中与营养有关的因素；饮食分析，除了将食物摄入量和营养学会发布的每日推荐量作比较之外，应更多地考虑会影响食物消化和吸收的因素。

Q 平时家长怎么样才能知道孩子是不是生病了？

A 孩子生病总会有一些征兆，可以通过吃、喝、拉、撒、睡来观察。比如观察孩子的尿是清亮的还是黄色的？拉的是稀便还是黏液便？这些都很容易观察到。但很多时候孩子大小便之后很快就冲掉了，家长可能也不注意。还有睡眠，孩子是嗜睡、烦躁、夜惊，还是不睡？这些都是判断孩子是否得病的线索。如果孩子是跟老人或保姆睡，妈妈就需要特别观察这些信号。

　　这一点，日本的妈妈做得很好。她们每天都要记录孩子的体温、吃了什么、吃了多少、出去玩多长时间甚至穿多少衣服。这样，孩子一旦出现异常就很容易判断。但我们好像很忽略这种平常的观察记录，反正孩子能吃能睡能长体重，就觉得没事儿。其实，孩子一些微小的变化，有时可能是疾病的信号。

Q 什么时候需要带孩子去医院，什么时候在家护理就可以？

A 家长往往一见孩子发烧、拉肚子就着急上医院，其实应该静下心来先自己观察和判断一下。如果是呼吸道疾病，可依照后面肺炎识别中提到的一些标准，看看孩子得的是一般性感冒，还是轻度或重度肺炎。如果孩子不发烧，只是有点流鼻涕、咳嗽，在家护理就可以；如果是肺炎特别是重度肺炎，就要赶紧去医院，因为重度肺炎容易出现并发症。

发生腹泻时，先看看大便的性状，如果是脓血便就要上医院，其他情况可以先观察一下。比如孩子只是比平时多拉一两次，水分不太多，可能是肚子着凉或甜东西吃多了，消化不良。这种情况可以先控制一下饮食，比如喝点粥，观察一下，要是大便性状很快好转，就不要去医院，也不必吃抗生素。如果腹泻后出现严重脱水，喂水即吐，就要赶紧去医院。

当然，家长要是不具备这些医学常识，对孩子的病情拿不准，还是要去医院请医生帮忙。

Q 在家护理生病的孩子，需要注意什么？

A 学会家庭护理非常重要。世界卫生组织关于儿童急性呼吸道感染和腹泻病的控制规划中，制定了家庭治疗三原则。

继续给孩子吃东西。很多家长看见孩子又拉又吐，以为不能吃东西。其实腹泻时还要让孩子吃，只是要吃软的、好消化的食物。

注意补充水分。母乳喂养的婴儿可以增加哺乳次数，吃配方奶的孩子可以把奶粉冲调得稀一点。腹泻的孩子要喝一点口服补液盐，预防脱水。具体方法是：2岁以下，每次大便后喂50～100毫升；2岁以上每次补200毫升。如果已经出现脱水症状，可以每隔两三分钟喂一小勺（约10毫升），这和静脉补液的速度差不多，有利于肠道吸收，大约2～3小时就能纠正脱水，然后再按照前面的方法进行预防。要是没有口服补液盐，可自制一些糖盐水或煮一点米汤加点盐。糖盐水和米汤的具体做法是：约20克蔗糖，1.75克盐（半啤酒瓶盖），兑500毫升水；25克米，1.75克盐，加500毫升的水煮成米汤。

观察孩子病情的变化。比如肺炎，你要观察抗生素应用的效果怎么样，发烧、咳嗽症状有没有减轻。如果症状减轻，说明药物使用得当，可继续用到5天。要是没有好转，甚至病情加重，如咳嗽更厉害了，呼吸由不急促转为急促了等等，就要及时复诊。

Q 孩子夜里突然发烧怎么办？

A 首先测体温，看看多少摄氏度。如果是小婴儿，看看是不是因为室温过高，包得太严散热不好引起的。如果是这个原因，可以通通风，解开被子或衣服，先排除物理因素。宝宝体温38.5℃以下可以喂点水，做物理降温，即用温水在脖子、腋下、腹股沟等散热快的部位轻轻擦敷；要是超过38.5℃，可以用75%的酒精加一倍的温水擦敷，也可以用50度的白酒加点水擦。

如果体温下来了，孩子能够平稳入睡，就不要半夜三更去医院，因为医院里看急诊的宝宝往往病得较重，容易交叉感染。但是，如果物理降温半小时后还烧得很高，或者有急重症表现，就要及时去医院。离医院近的话，可以不吃退烧药直接去；要是离医院远，可以先吃点退烧药再去，防止路上发生抽搐。

夜里发烧的孩子，往往白天就会有些征兆，如吃饭不太好，有点打蔫。所以平时要注意观察孩子，不要等烧得很高了才采取措施。

Q 孩子一发烧就吃退烧药对吗？

A 半岁后孩子得病的机会明显增加了，孩子发热这一常见症状也就时有发生。有些家长一见到孩子体温比平时高就忙不迭地给孩子喂退烧药，他们认为这样做可阻止孩子体温继续增高。其实这种做法是不正确的。

孩子体温升高大致由两类原因引起，其一是由吃奶、进食、运动、哭闹、衣被过厚、包裹过严、室温过高、喂水太少引起的，小婴儿体温升高时先要从这些方面找原因；其二是病毒、细菌或其他病原微生物感染引起的，这才是真的生病引起的发烧。孩子腋下体温正常时维持36℃～37℃，高于37.5℃可视为发热，37.5℃～38℃称为低热，高于39℃以上称为高热。

发热一方面提示我们孩子生病了，但另一方面我们也需认识到这是机体与疾病斗争的一种结果。体弱或早产的孩子在严重感染时还可能表现出体温不升，这就是我们并不能仅仅用体温高低来判断病情轻重的原因。

医生可以根据孩子发烧的类型来大致上判断孩子得了什么病，比如幼儿急疹就有烧3天第四天烧退疹出的典型过程。当你随意使用退烧药后，病程中发烧的自然规律就被破坏了，这会干扰对疾病的诊断。同时还抑制了机体自身抵御疾病的能力，会影响疗效。

孩子发热多数是病毒感染所致，而病毒感染导致的疾病一般都有3～5天甚至1周以上的病程。只要明确诊断，就没必要不断地因为没有退烧而跑医院，而是做好家庭护理。总跑医院一方面孩子得不到必要的休息，另一方面也增加了合并其他感染的机会，对治疗都是不利的。

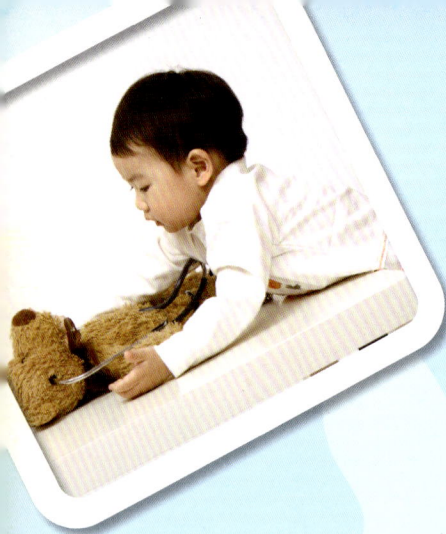

用药退烧前可先做物理降温，在孩子前额放置冷毛巾，枕个凉水袋，做一次温水浴，大一点的孩子可以用35％的温水酒精蘸湿腋下、大腿根部、颈部等。这些都是非常有效的方法。

发烧达38.5℃以上或有高热惊厥史的孩子可以用药，但一定不要超量服用，同时要注意遵守退烧药说明书上标注的两次用药间隔时间。过量或间隔时间太短可能造成孩子大量出汗而虚脱，严重者还会有生命危险，所以千万别滥用退烧药。

Q 如何识别儿童肺炎？怎样在家护理？

A 为减少5岁以下儿童因肺炎导致的死亡，世界卫生组织（WHO）在全球范围内推广ARI方案，具体地说就是在发展中国家推行儿童急性呼吸道感染控制规划。

对于家长来说，学会肺炎的识别和家庭护理是关键。5岁以下咳嗽或呼吸困难的孩子是否得了肺炎，最简单的识别方法是数1分钟的呼吸次数和观察孩子吸气时有没有出现"胸凹陷"。

当孩子安静的时候你可以观察他胸、腹部的起伏来数1分钟呼吸次数，当0～2个月婴儿呼吸次数≥60次/分（小于2个月需数2次，2次均≥60次/分）；2～12个月婴儿呼吸次数≥50次/分；1～5岁以下儿童呼吸次数≥40次/分，均可判断为呼吸增快。进而诊断患儿为轻度肺炎。

而重度肺炎的诊断还需加上"胸凹陷"。这是指孩子有较重的肺炎时，肺泡中有较多炎性渗出，为了换气孩子需比平时更用力地吸气，表现出来的症状就是吸气时可见孩子的胸壁下段整个向内陷。这种凹陷不同于三凹征，不仅仅限于肋间，锁骨上窝，胸骨上、下窝，而是强调整个胸壁下段，大致可有孩子一巴掌大小的范围同时向内陷。

如果判断是轻度肺炎，应在医生指导下选择适宜的抗生素。一旦使用就要足量、全程用够5天，以免不正规用药产生抗药性。使用抗生素2天后应复诊一次，以便判断药效，进而判断是继续用足5天还是更换其他的抗生素。

如果判断是重度肺炎，必须及时上医院，千万不要大意而导致延误病情，甚至造成死亡。

没有呼吸增快和胸凹陷的孩子，仅仅有咳嗽、流涕等症状就可以视为上呼吸道感染。继续进食、多喂水、注意观察病情变化是家庭护理三原则。

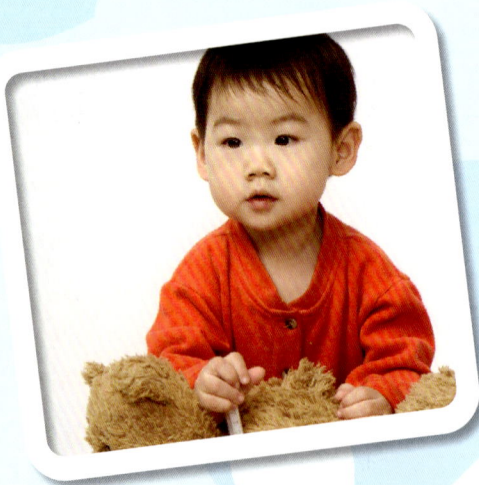

Q 宝宝得病是去附近的综合性医院的儿科就医，还是去离家远的儿童医院？

A 这要根据孩子的情况来选择。一般的呼吸道、消化道疾病，只要有儿科的医院就可以诊断，不一定要去儿童医院。儿童医院病人特别集中，排队等候时间长，如果不管什么情况都去儿童医院，交叉感染的机会就会增多。

如果是神经、血液、内分泌或肾脏等疾病，需要到儿童医院里的专科去诊治，遇到一般的综合医院诊断不清的疾病，也应该到儿童医院去。儿童医院对儿童疾病的临床经验会更多一些，有些技术手段、设备和药剂也更适合儿童。

Q 怎样和医生沟通，利于孩子疾病的诊断？

A 医生要了解孩子的病史。所以家长要清楚孩子平常是什么样的，出现异常是什么时间，什么表现。比如发烧多长时间，烧到多少度？发烧的同时有没有咳嗽、呕吐或腹泻？有时医生还要询问喂养史，孩子平时吃什么，最近一两天吃得如何？最好是让平常照顾孩子的人与医生沟通。如果平时是由老人或保姆照顾孩子，生病的时候只是爸爸妈妈带着去，医生可能什么都问不出来。

也有些家长知道了也不说，想看看医生的水平怎么样。其实，医生是在家长的介绍下，根据孩子的体征或当时的化验结果来诊断的。比如，你说孩子发烧、咳嗽两天，开始咳嗽没这么重，现在越来越重了，大夫就会顺着你说的过程来考虑这个病，然后再根据听诊、化验结果等来诊断。家长说得越清楚，医生诊断就越准确。

Q 什么时候需要挂专家号？

A 专家从医时间长，经验比较丰富，所以遇到疑难病症的时候还是要看专家。比如，神经系统方面的问题，在没有神经专科的医院看一般的门诊，医生可能会很笼统地告诉你，孩子的大脑有问题，但是具体是什么问题、什么原因，可能就不知道了，这样你就会很着急。

又如血液病，一般的医院要是不能做血液的专科血涂片诊断的话，可能就会误诊。再如，肾脏、内分泌等疾病，还是要去儿童医院的专科门诊看专家。一般的伤风感冒、咳嗽、腹泻，普通的儿科医生都能诊断和治疗，不必挂专家号。

Q 输液可以让孩子好得更快吗？

A 并不是所有的病都需要输液。比如病毒性感染，一般都要有7天左右的病程，输液并不能缓解症状或缩短病程。其实输液用的也就是水、糖、盐、抗生素等，或者加一点维生素，与口服药的成分基本上一样。如果孩子的消化道正常，吃药能起作用，就不必通过输液去供应药物。只有当孩子的全身状况特别差，或整个消化道功能都出现了问题无法口服药物时，才需要通过静脉输液。

用药的基本原则是：能吃药不打针，能打针不做静脉输液。过多输液既增加孩子的痛苦和家长的负担，也会增加危险性。比如出现输液反应，输液的药物、用具还有被污染的可能等等。

Q 宝宝总咳嗽怎么办？

A 咳嗽是孩子呼吸道感染时的一种常见症状，它是一种保护性的反射，有利于呼吸道分泌物的排出，轻微咳嗽对健康是有利的。

儿童呼吸道黏膜娇嫩，季节变化时常常会咳嗽。如果只是轻咳，体温、精神、食欲都正常，一般经过数天就能好转。家长不必太担心，更不要盲目地应用抗生素。由于引起咳嗽的常见原因多为病毒感染，处理上应以对症为主，给予化痰药，帮助痰液排出即可。

这时，护理相当重要。家长应当注意以下几点：

保持室内空气的温度、湿度和洁净度十分重要。室温最好保持在22℃左右，室内湿度最好保持在55%左右。要定时通风，减少室内空气污染。

注意不要在患儿居室里吸烟。

给婴儿洗澡动作要快，寒冷季节可以选择在中午室温较高时洗澡。

如果婴儿咳嗽较重，可以把他抱起来，使上身前屈45°，同时用手轻轻拍背，使黏附在气管上的分泌物得以松动，利于咳出。

对于经常咳嗽的儿童，平日里家长要增加宝宝的户外活动，让呼吸道黏膜得到锻炼。

Q 喂辅食宝宝用舌头顶出是否表示他不爱吃？

A 当宝宝第一次尝到一种新的口味时，一种自我保护的意识提醒他"小心"这种新食物是否有危险。人类生存的本能让他拒绝新的口味。而当他看到妈妈面带微笑地吃给他看，多次反复地让他品尝之后，这种恐惧会渐渐减弱、消失，最终会爱上这一新的食物。

一般重复5～15次就可以达到添加新食物的目的。所以妈妈要耐心喂养，不要一看到孩子用舌头将食物顶出口外，就断定孩子不爱吃这种食物，这样做的结果是你剥夺了自己孩子吃上这种食物的权利。在实验中，第一次吃桃泥时用舌头顶出来的孩子，经过5次左右的反复尝试后都能很好地接受桃泥就是极好的例证。

反复尝试并不是在孩子不吃或用舌头顶出来后仍一口接一口地喂，这是强迫喂食，会让孩子产生反感。正确的做法是这次不吃就及时撤掉，过一两天再试着喂，直至孩子能接受为止。

Q 添加辅食时一定要给宝宝单做饭吗?

A 孩子添加辅食的阶段一般指4～6个月开始添加辅食到1岁多能吃成人固体食物为止。他吃的食物要适合他的消化吸收能力，还要保证他的营养需求，因此必须单独给宝宝做饭。

开始添加泥糊状食物你可以做苹果泥、蛋黄泥、熬稀粥，也可以买米粉和瓶装泥糊状食品。7～9个月要开始练习咀嚼，食物的颗粒要稍微加大，可以改为稠粥和烂面条，加一些菜末。这个阶段孩子的食物不要加盐。1岁左右虽然孩子似乎可以吃米饭和馒头了，但是给他准备的食物仍然要求细、软、碎、烂。这些要求不单独给孩子做饭很难达到。

Q 瓶装的泥糊状食品该给宝宝当"菜"吃吗?

A 瓶装泥糊状食品是经科研人员合理配方后制出的婴幼儿正餐食品。它既有科学的搭配又有热量和营养素的量的保证，因此每日吃多少是有严格的计算的。如果为了省事拿它当菜配以家庭制作的粥或面条，就极有可能减少了蛋白质、脂肪、矿物质、维生素等重要营养素的摄入量而造成营养的不均衡。另一方面，每瓶打开的瓶装食品的保鲜期仅为48～72小时，不可能在更长的期限内食用。瓶装食品可以在外出时或繁忙时给宝宝食用，也可以合理搭配作为正餐食用；当然如果有空，你也可以自己用新鲜食材给宝宝做辅食。

Q 生病时添加辅食要注意什么?

A 婴幼儿的消化系统原本就娇嫩，生病时，无论是呼吸系统疾病还是消化系统疾病，都会在胃肠道有所反应。比如不想吃东西，不想喝水，大便性状和次数改变等等。有人说生病时孩子的胃肠道需要休息，尽量少给孩子吃东西。我认为这样做不太对，因为生病的孩子更要注意营养的保证。

世界卫生组织和联合国儿童基金会在推行儿童急性呼吸道感染和腹泻病控制规划时对疾病儿童的家庭护理制定了三项原则：1.继续进食。当然食物制作应细软，食物选择应较清淡，但是要富有营养。2.继续补充水分。母乳喂养要增加喂奶次数，人工喂养可将配好的奶再加一倍水（尤其患儿水样便时）。3.注意病情变化。我自己的体会是孩子生病时煮点稀稀的小米粥，吃的时候稍稍加一点盐，既有营养又补充了水分和盐。

Q 添加辅食后出现便秘怎么办?

A 有些孩子添加辅食以后出现了便秘的现象。当孩子两三天才大便一次时，你可以观察到便秘的一些主要表现。比如：大便干燥，有时呈羊粪球样，落地有声；排便困难，有肛门被撑破的情况；孩子因拉不出屎而烦躁、爱发脾气，继而出现食欲下降。

刘大夫答新手妈妈热点问题

发生便秘时，需要积极处理。

1. 调整饮食：如果因饮食不足造成便秘，应增加食物摄入量。对于已添加辅食的婴儿，需要增加膳食纤维（如各种水果、蔬菜）的摄入，来调节大便性状。
2. 培养孩子良好的排便习惯，逐渐形成定时排便的规律。
3. 让孩子多运动，每天给孩子做腹部按摩都可以促进肠蠕动，有利于大便的排出。
4. 益生菌有助于肠道的健康，促进肠道蠕动从而缓解便秘症状，可为孩子选择含有益生菌的奶类和食物。

Q 夏季如何预防痱子？

A 长痱子的原因无外乎湿热和不洁，宝宝的皮肤具有角质层薄的特点。因此，想不让孩子起痱子必须从排除湿热和不洁这两方面入手。

夏天气温高、湿度大，孩子出汗多。当皮肤娇嫩的宝宝出汗时，汗毛孔浸泡着汗液，加上皮肤表面不清洁等因素，容易引起发炎。在皮肤表面可以见到密密麻麻的红色小米粒一样的疹子，也就是我们俗称的痱子。而一旦汗毛孔发炎就必然会妨碍排汗。

首先要创造不热的环境，保持孩子皮肤表面的清洁。

保持皮肤清洁无外乎一天洗一两次澡，其他时间看到孩子出汗要及时给他擦干，保持皮肤表面干燥。为了避免长痱子，人们常常在孩子的洗澡水中放些花露水、十滴水、宝宝金水等清凉、消炎的药物或保健品，也常常在浴后给宝宝擦些含薄荷、冰片的爽身粉或痱子粉。只要不是过多地使用，这些都应算"防痱良方"。

夏季还应注意多给孩子喝些凉白开水、淡果汁、蔬菜汤等，以补充出汗多失去的水分；要勤洗、勤换衣被、枕巾、枕套等孩子的贴身衣物，以防感染。

痱子一旦抓破会继发感染导致"痱毒"，甚至出现全身不适、发烧等症状。此时要及时上医院，在医生指导下用药物治疗，而不要自己随意处理。

Q 孩子过胖怎么办？

A 孩子不同于大人，他还处在生长发育的时期，所谓"减肥"是指用多样、平衡、适量的现代饮食观去指导进食；用行为矫治的方法帮助孩子改变不良的进食行为和习惯；用计算过的运动处方指导孩子的有氧运动去燃烧掉过多的脂肪。这一切都应该在专业医生指导下进行。

孩子"减肥"绝不能想当然地进行，有些方法对成人尚且不适宜，更何况用于儿童呢？

儿童减肥禁忌：

短期快速减肥。比如3个月内减掉体重10%以上。

任何形式的饥饿疗法。

服用任何减肥食品、饮品、药物。

采用手术或物理方法减肥。

最好的方法是科学合理地从预防做起。新的观念告诉我们，预防儿童肥胖要从孕前准备开始，夫妻双方在决定要孩子之前先要调整好自己身体和心理状态。在孕早期要处理好孕吐；孕中期要注意均衡膳食；孕末期要控制体重避免增加过快。孩子出生后，在液体食物喂养阶段要避免过度哺喂；添加泥糊状食品阶段要避免过早或过晚添加辅食，不要以为吃得越多越好，添加一顿辅食要相应减去一顿奶；到了幼儿固体食物喂养阶段，一日3餐2点2顿奶要合理安排，注意食物的营养密度要够，搭配要合理。如果父母有一点营养学知识，能做到营养计算指导下的总量控制那就更好了。

生命在于运动，保持体重也离不开运动，在控制一日摄入量的同时安排好运动同样具有重要的意义。

Q 孩子半岁后为什么爱生病了？

A 凡是带过孩子的人大概都会有这样的体会，孩子半岁后开始爱生病了，常见的病一种是幼儿急疹，另一种是秋季腹泻。这两种病是孩子半岁后才会得的病，半岁前基本上不会发病。当孩子还在妈妈肚子里时，妈妈就会通过胎盘给孩子储备一些抵御疾病的抗体，具体地说就是一些免疫球蛋白。一个得过麻疹或接种过麻疹疫苗的妈妈，她的体内有抵御麻疹的抗体，在孕期会通过胎盘把麻疹抗体输给孩子，半岁内这个孩子一般是不会感染麻疹的。可是如果8个月时孩子没有及时接种麻疹疫苗，他在接触麻疹病人时就有可能被感染。这是因为半岁后出生时体内原有的抗感染物质经半年的体内代谢消失殆尽，而又没有及时接种疫苗，自身的主动免疫机制无法产生抵御疾病的足够抗体，因此患疾病的概率就明显增加了。举一反三，其他感染的发生与麻疹的机理是一样的。

为避免半岁后多病的情况，及时、全程进行计划免疫是最有效的措施。也就是说当母亲给的抗体水平降低时，及时接种疫苗，也就是通过进入体内的抗原去刺激孩子自身的免疫系统去生成相应的抗体，并用来抵御疾病。母乳中也含有大量的免疫因子，为了让孩子少生病，我们还主张尽可能多喂一段时间母乳。孩子生病还与他的生活环境、生活习惯、营养、锻炼、体质等有关。半岁后孩子活动范围扩大了，接触的人多了，吃的东西复杂了，生病的机会也就增多了。所以提高半岁后孩子的保健和护理水平也是让他少生病的必要措施。

Q 怎样区别是长牙不适还是生病了？

A 从开始长牙到2岁半乳牙长齐，有的孩子能很顺利地度过；有的孩子则会有各种不适的表现。父母由于分不清孩子究竟是长牙不适还是生病了，常常不知所措。

孩子长牙不适的表现一般有：

爱流口水。父母用手绢不停地擦，却无法阻止口水的流出。父母只好给孩子戴上围嘴，甚至采用塑料围嘴，以免衣服被口水浸湿。但不久会发现孩子得了口水疹，他的嘴唇和脸颊周围皮肤发红，并有红色的小疹子出现。这是口水不断刺激孩子敏感的肌肤造成的，它使孩子感觉疼痛不适，烦躁不安。此时可以用柔软的、吸水强的毛巾或纸巾蘸干，不要用力擦拭。饭前、饭后、睡觉前用温水洗洗脸，并用温湿毛巾轻轻捂几秒钟。待小脸干爽后，涂上温和的润肤油即可。

咬人、咬东西。长牙过程中的宝宝，见到什么都爱咬。比如玩具、床栏杆、大人的手指，甚至乳房。似乎咬咬这些，可以缓解孩子长牙的痛痒。因此，可以给孩子准备一些偏凉、稍硬的东西，如冰凉的黄瓜条、磨牙环等，帮助孩子减轻长牙的不适。

不吃东西，乱发脾气。孩子长牙不适的反应不尽相同。有的孩子能和平时一样进食；而有的孩子没有食欲，连平日最爱吃的东西也不肯吃，乱发脾气。此时父母最好咨询保健医生，并给孩子进行全面检查。当确诊问题是由于长牙所致时，父母们应放松心态，用上面提到的方法缓解长牙不适。

每个孩子的长牙不适持续时间不同，有的孩子仅仅持续一两个月时间；有的孩子可能在整个长牙过程都有不适表现。当孩子闹得最凶时，可以戴上婴儿刷牙指套给他做牙龈按摩，这时，你会感觉到牙龈上浮肿的软组织所造成的隆起，你可以轻轻地按，绝不能用力去擦，以免诱发感染。这个时候需要父母更加体贴和耐心地照顾孩子，用你的爱帮助孩子度过长牙期。

Q 如何预防缺铁性贫血？

A 首先从母亲孕期营养抓起，要注意给孕母提供富含铁和维生素C的平衡膳食，每日铁供给量达20毫克以上。孕妇配方奶通常强化了铁和维生素C，是良好的铁的来源。其次，大力提倡母乳喂养。尽管母乳含铁量也不算高，但其吸收率可达50%是牛乳的5倍，对婴儿来说是最佳食品。人工喂养的宝宝应选择配方奶粉，这些奶粉均强化了铁和维生素C，充分考虑到预防贫血这一关键环节。再次，4～6个月及时添加辅食。铁剂的补充和铁强化食品的选择均应在医生指导下进行。过量摄入会引起铁中毒。

在发达国家广泛采用主食强化方法补充铁。他们的贫血率控制在5%以下。一般在面粉中按40毫克元素铁/每千克面粉来强化，随着吃主食不断地长期少量摄入铁，对微量元素的补充来说，是最佳方法。我国也已有富铁面粉和强化铁的米粉问市，家长和幼儿园均应积极选用。一般认为蛋黄、瘦肉、肝泥、绿叶菜、水果是预防贫血必不可少的食物，但是还应知道以下几点：①蛋黄被公认为是含铁丰富的食物，但是最近研究表明，蛋黄中的铁大部分与磷酸相结合，不易被吸收。②茶水、饮料等会妨碍铁的吸收。③植物性食物中，绿叶蔬菜、豆类、有色水果含铁较多，但它们的吸收率比动物性食物低。因此，对于1岁以内的婴儿来说，母乳、强化铁的配方奶和营养米粉是补充铁的良好来源。

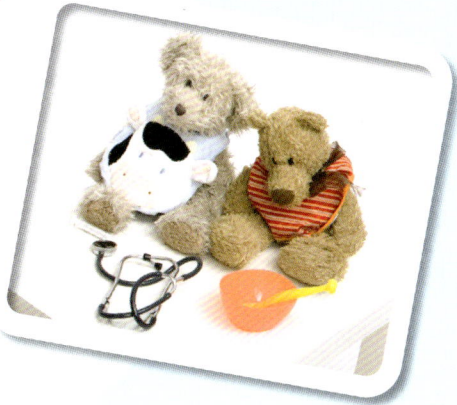

Q 缺锌的孩子如何识别与护理?

A 锌是人体所必需的微量元素，人体内至少有100多种含锌酶参与重要的生命活动。
锌缺乏的病因大致可以归纳为摄入不足、吸收不良、丢失过多和遗传缺陷等。锌缺乏常见的临床症状为：味蕾功能减退、食欲不振、生长发育落后、免疫功能低下、异食癖等。

每日锌的膳食推荐量为：小婴儿1.5毫克，6个月以上婴儿8毫克，1～3岁9毫克，4～6岁12毫克，7～10岁13.5毫克，可耐受最高摄入量6个月后婴儿13毫克，1～10岁23～28毫克。为了预防锌缺乏，首先提倡母乳喂养，还可及时添加蛋黄、瘦肉、鱼、动物内脏、豆类、坚果等含锌量高的辅食。具体来说含锌丰富的食物有动物性食物，平均5～30毫克/千克，贝壳类海产品、红色肉类、动物内脏都是锌的极好来源；干果、谷类胚芽、麦麸、芝麻含锌也较多；奶酪、虾、燕麦、花生也是含锌丰富的食品。

图书在版编目（CIP）数据

一个儿保专家的育儿笔记：与外孙共度婴幼时光/刘纪平著.—北京：北京出版社，2009.2
（《父母必读》杂志养育系列图书）
ISBN 978-7-200-07636-3

Ⅰ.一… Ⅱ.刘… Ⅲ.婴幼儿－妇幼保健 Ⅳ.R174

中国版本图书馆CIP数据核字（2009）第006502号

选题策划：父母必读杂志社
责任编辑：李奕

封面、排版设计：北京水长流文化发展有限公司
责任印制：王雪

《父母必读》杂志养育系列图书
一个儿保专家的育儿笔记
与外孙共度婴幼时光
YI GE ERBAO ZHUANJIA DE YU'ER BIJI
刘纪平 著

*

出版/北京出版社
地址/北京·北三环中路6号
邮编/100120
网址/www.bph.com.cn
发行/北京出版社出版集团
经销/新华书店
印制/北京顺诚彩色印刷有限公司
版次/2009年3月第1版第1次印刷
开本/889×1194 1/24
印张/4
书号/ ISBN 978-7-200-07636-3/TS·240

定价：20.00元

质量监督电话/010-58572393